Dr. med. Peter Greb

BALLENGANG

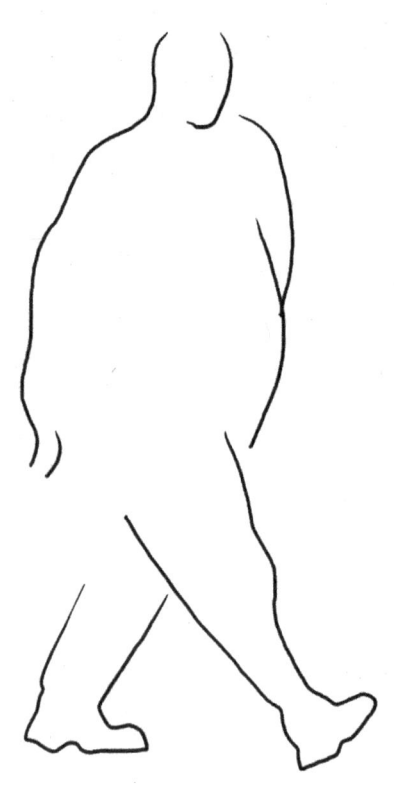

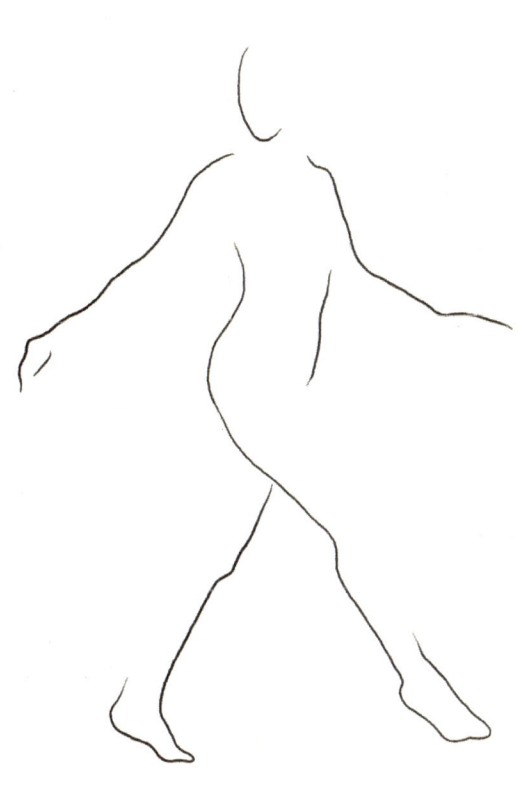

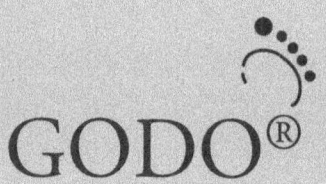

Dr. med. Peter Greb

BALLENGANG

Rückenschmerzen und
Haltungsschäden vorbeugen –

Wissenswertes über
das natürliche Gehen

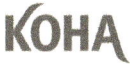

Wichtiger Hinweis

Die im Buch veröffentlichten Empfehlungen wurden von Verfasser und Verlag sorgfältig erarbeitet und geprüft. Eine Garantie kann dennoch nicht übernommen werden. Ebenso ist die Haftung des Verfassers bzw. des Verlages und seiner Beauftragten für Personen-, Sach- und Vermögensschäden ausgeschlossen.

© KOHA-Verlag GmbH Burgrain
Originalausgabe erschien 2000 unter dem Titel
»GODO® – Mit dem Herzen gehen.
Der Gang des neuen Menschen«
2. Auflage 2016
Alle Rechte vorbehalten
Cover: Sabine Dunst / Guter Punkt, München
unter Verwendung eines Motivs von
© Sebastian Kaulitzki/shutterstock
Illustrationen: Lucie Deinzer
Layout: Birgit-Inga Weber
Gesamtherstellung: Karin Schnellbach
Druck: CPI Books GmbH, Leck
ISBN 978-3-86728-254-3

Inhalt

Vorwort zur 5. (aktualisierten) Auflage

Ihre ersten Schritte …, er-innern Sie sich noch?
Oder … sie-innern Sie schon?
Sinnern Sie mal!
Es war ein einziges Erheben und in die Welt hinein …,
hinaus …, hinauf und los-laufen.
Ein ICH öffnet sich der Welt,
tippelt verzückt aus sich heraus und drauflos …,
schwerelos, sich hingebend, »Jaa, jaaa!« sagend –
und dann erst mal plumps, sich zusammenschnurren lassen,
Mitte haben, aus der und in die alles kommt …, bleibt …, ist,
und pulsierend Bereitschaft sein
zu immer neuen Verzückungen.

Nachdem ich 1979 das »Institut für angewandte Humanmorphologie« und daran angeschlossen die »GODO-Gangschule« gründete, hielt ich unzählige Workshops und Vorträge und bildete fast fünfzig Godopäden aus, die in Deutschland, Österreich, in der Schweiz, Luxemburg und Italien, in den USA und zuletzt auch in Venezuela die Botschaft von GODO weiterverbreiten. Mein Fernsehauftritt im Jahr 2001 bei Alfred Biolek hat sicherlich mehreren Millionen Menschen in kurzer Zeit Appetit auf ein neues Lebensgefühl gemacht.

Nun erscheint dieses Buch in der fünften Auflage. Ich habe 1974 entdeckt, dass der Mensch ein genetisch angelegter Vorfußgänger ist: Somit ist der Vorfußauftritt, der Ballengang, unsere natürliche Gangbewegung und nicht der allgemein praktizierte und deshalb für normal gehaltene Fersenauftritt. Von medizinischer Seite gab es vorher keinerlei Wahrnehmung dieser Tatsache, geschweige denn einen Namen dafür. Die Medizin kennt international nur die Beschreibung und Benennung von Gangstörungen. Deshalb musste ich dem natürlichen Vorfußgang einen international gültigen Namen geben: GODO.

GODO ist mittlerweile zum Thema vieler ganzheitlich denkender Ärzte und Physiotherapeuten geworden – und wird sogar als ärztliche Fortbildung anerkannt.

Die Quelle GODO wird in der physiotherapeutischen Diplomarbeit von Mathias Hofbauer und in dem GODO-Übungsbüchlein von Dirk Beckmann »Einfach Ballengang – natürliches Gehen« sauber zitiert. Als Faszientherapeut setzt Letzterer den Ballengang ein, um den schmerzgeplagten Menschen, »den intelligenteren dieser Zeitgenossen«, wie er sagt, zu einer Verbesserung der aufrechten Körperstruktur zu verhelfen. Auch Free-Runner, Retro-Runner und Barfuß-Geher entdeckten mit GODO den Ballengang und schildern freudig ihre damit wiederbelebte Körperintelligenz und Geschicklichkeit.

Dagegen findet man Filme von Vorfuß-Läufern wie Professor Daniel E. Lieberman beim Barfuß-Joggen durch New York. Er erklärt den sanften, physiologisch effizienten, weich gefederten Auftritt ausschließlich für das Laufen/Joggen. Dogmatisch gebundene Mediziner wie er können den logischen Schluss bisher noch nicht nachvollziehen, dass der Ballengang unser natürliches, angeborenes bipedales Bewegungsprogramm ist. Damit erklären sich die vielen Verletzungen, die sich Läufer zuziehen, wenn sie ohne vorfüßiges Gehen/Schreiten immer nur schlecht vortrainiert in den Vorfußlauf umsteigen.

Übrigens wird im deutschen Sprachraum regional unterschiedlich ständig die Sinnbedeutung von »Gehen« und »Laufen« verwechselt. Mit diesem Buch möchte ich dieser Wortsinnstörung den Garaus machen und damit der dogmatisch im Hackengang befangenen Schulmedizin die sprichwörtliche »Binde von den Augen« nehmen. Das Programm Hackengang, das wir nun offensichtlich leider in unseren Köpfen installiert zu haben scheinen, feuert dauernd Störmuster in unsere extrapyramidalen, genetisch angelegten, natürlichen Bewegungsmuster beim Gehen oder Laufen, vielleicht sogar rückbezüglich in das Denken und dessen sprachlichen Ausdruck, was sich in einer Störung des Wortsinns äußert. Das mag wohl der tiefere Grund dafür sein, dass Vorfußläufer wie Dr. Ulrich Strunz, Dr. Matthias Marquardt, Dr. Thomas Wessinghage oder Professor Daniel Lieberman sich immer noch mit dem Hackengang selbst malträtieren.

Meine uneingeschränkte Anerkennung findet nur, wer zum Thema GODO in seinem Ganzheitsanspruch steht, denn GODO ist nicht nur einfach Ballengang. Wer also über den Ballengang spricht oder schreibt, ohne den Begriff GODO zu erwähnen, unterschlägt große Teile der wissenschaftlichen Bedeutung von GODO und macht sich, wenn er/sie meinen Namen und GODO nicht zusammen mit »Ballen- oder Vorfußgang« zitiert, einer unerlaubten Vereinfachung sowie eines sinnbefreiten Plagiats schuldig. Man findet im Internet sehr viele solcher Epigonen, die sich unter Suchworten wie »Vorfußgang«, »natürlicher Gang«, »Ballengang«, »Barfußgang« als Therapeuten und unter anderem sogar als Schuhverkäufer anpreisen.

Seit ich mich damals als Entdecker der durch mich erstmals wissenschaftlich bewiesenen Tatsache, dass wir Menschen genetisch angelegte Ballengänger sind, der Öffentlichkeit stellte, hat sich dankenswerterweise vieles verändert:

Inzwischen freue ich mich über die Zustimmung, die das Thema Ballengang jetzt erfährt. Heute erreichen mich täglich Erfahrungsberichte von Vorfußgängern, die meiner Botschaft begegnet sind. Sie freuen sich über das Verschwinden von Krampfaderbeschwerden; sie berichten, sie seien nie mehr umgeknickt; nachdem sie GODO entdeckt hatten, litten sie weniger unter Bandscheibenbeschwerden, und die Knie-, Hüft- und viele Fußschmerzen seien verschwunden. Alle fühlen sich bereichert und geben ihre guten Erfahrungen an andere weiter.

Dieses Buch ist das Ergebnis einer konsequenten, interdisziplinären Forschung, bei der ich meiner Sehnsucht nach vollkommener Körperbewusstheit und dem Wunsch, die Sprache meiner Füße zu verstehen, gefolgt bin. Anfangs dachte ich, ich müsste darin viel Überzeugungsarbeit leisten und die Hackengänger anschwärzen, um sie zu erschrecken, damit sie mich verstehen. Jetzt weiß ich, wir brauchen nur einen kleinen Anstoß, um uns zu erinnern, dass wir von Geburt an schon Ballengänger sind. So habe ich mein Buch »geglättet« und um diverse Erfahrungsberichte erweitert.

Wenn Sie mögen, nehme ich Sie gern mit auf einen Weg, auf dem Sie Ihren natürlichen Gang neu kennenlernen können. Sie lernen, wie Sie mit dem artgemäßen Schreiten über die Ballen eine Erinnerung an Ihre Ganzheit wiedererwecken, die allen Menschenwesen gemeinsam ist. Vielleicht bekommen Sie, wie so viele GODO-Anhänger auch, ein neues Gefühl für sich selbst. Es ist eine spannende Erfahrung, ein spannender Weg – auch zu sich selbst. Ich lade Sie herzlich ein, diesen Weg zu beschreiten. Ich wünsche Ihnen viel Freude und Erkenntnisse beim Lesen dieses Buches und natürlich mit GODO!

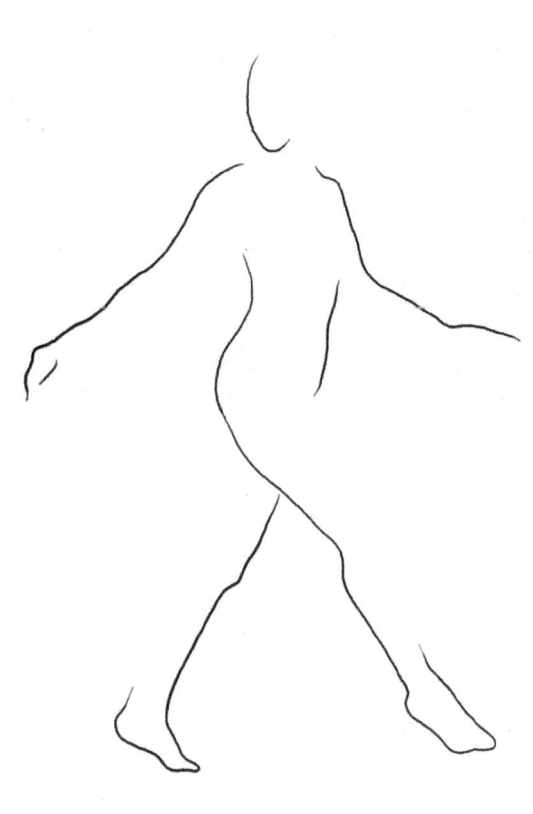

Mein Weg mit GODO

»Wer bewusst und wach geht,
entdeckt nicht nur eine äußere Welt,
sondern zugleich sich selbst.«

Markus Dederich:
In den Ordnungen des Leibes

Ich werde Sie mitnehmen auf einen neuen Weg zum Loslassen einer überflüssigen, sinnlosen und zugleich anstrengenden »Geh-wohnheit«, in der wir uns weltweit befinden, seitdem wir »das Gehen gelernt haben«. Es geht um eine leise Revolte, die Überwindung des gelernten Gehens, das Loslassen im Fußgelenk, im Deutschen »Fessel« genannt.

Zur Einstimmung eine »Ge(h)schichte« als »Ge(h)schenk«:
Kürzlich ging ich durch einen Park und überholte trotz meiner gemütlichen Gangart eine etwa siebzigjährige schwer gehende Frau. Sie schaute sich mehrfach um, sodass sich unsere Blicke voll trafen, als ich mit ihr auf gleicher Höhe war. Ich spürte, dass Sie mein Lächeln wiedergeben wollte, doch der Schmerz hielt ihre Gesichtszüge gefangen und im selben Moment drohte sie über einen kleinen Stein zu fallen. Reflexartig fasste ich ihren Oberarm, und wir kamen beide zum Stehen. Da sprudelte es aus ihr heraus: »Danke!«, und ihr Gesicht entspannte sich, »ja, stehen kann ich noch ohne Schmerzen, aber wissen Sie, ich habe doch einen Fersensporn und seit der neuen Hüfte immer wieder den alten Ischiasschmerz, mit dem alles losging. Jetzt komme

ich gerade von der Physiotherapie und soll anständig abrollen lernen, und genau das tut extrem weh.«

Ich fragte sie, wie sie denn zu Hause ohne Schuhe gehe.

»Ja, da ist alles anders! Da bewege ich mich mit Trippelschritten, und dann geht's. Aber so kann ich ja nicht herumlaufen. Wie sieht das denn aus!?«

Jetzt hatte ich mein Stichwort. Sie kannte bereits die Lösung! Ich brauchte ihr keine neue Gangart zu empfehlen, sondern bat sie, einfach mal so zu gehen wie zu Hause.

Sie schaute sich um, ob uns auch niemand beobachtete. Wir waren alleine – sie trippelte los. Ich konnte kaum mit ihr mitkommen, so flüssig wurde ihre Bewegung, und sie begann zu kichern. »Sehen Sie, aber wie sieht das denn aus?!«, und schon bremste sie sich, und Ihre Gesichtszüge verfielen erneut im Schmerz.

»Werdet wie die Kindlein!«, hörte ich eine Stimme in mir. Und ich begann ihr von GODO, dem gesunden Gang des Menschen, zu erzählen.

Inzwischen waren wir auf der Wiese neben dem Weg gelandet. Wir hatten unsere Schuhe ausgezogen und genossen das kühle Gras. Wir rollten von der Fußspitze (Zehen und Ballen) auf die Ferse ab – sie hatte keine Schmerzen mehr. Ihr Gang war wieder wie der einer Königin, und ob Sie es glauben oder nicht: Sie sah 20 Jahre jünger aus!

Wenn auch Sie so ein schönes Erlebnis ersehnen, dann lesen Sie weiter. Ich nehme Sie mit auf eine Reise zur Quelle Ihrer ursprünglichen Gesundheit und Lebensfreude.

Erinnern Sie sich an die ersten trippelnden Schritte Ihres Kindes? Es lief ganz leicht über die Vorfüße (Ballen) auf Sie zu. Mit seinen erhobenen Ärmchen schien es wie zum Flug abheben zu wollen. Und erinnern Sie sich auch an Ihre Angst, es könnte die

Balance verlieren und vornüberfallen? Sie liefen ihm entgegen oder nach, nahmen es schnell in Ihre Arme und haben es damit – natürlich unwissentlich und in guter Absicht – in seinem spontanen, angeborenen, gesunden, seinem natürlichen Gehen über die Ballen verunsichert, denn kleine Kinder leben im emotionalen Schutzschirm der Mutter und fühlen deren Verunsicherung.

Scheinbar mühelos balancieren die Kleinen ihren großen Kopf auf einer gestreckten Wirbelsäule. Wir werden mit einer gestreckten Wirbelsäule geboren. Bis zu den ersten Hackengangschritten ist sie noch kerzengerade und damit in allen ihren Gelenken maximal beweglich. Alle Bewegungen leistet der kleine Körper geschickt und mit Leichtigkeit. Das ist nur möglich, weil ihm ein genetisch angelegtes effizientes Bewegungsprogramm zur Verfügung steht. Es ist als Ballengänger geboren. Doch vom ersten Lebensjahr an, gleichzeitig mit dem Spracherwerb, mutiert es durch Nachahmung zu einem Hackengänger!

Eigentlich sind wir alle Ballengänger. Was uns nie richtig bewusst war, wird hier in diesem Buch erstmals bewusst gemacht. Es ist die Erinnerung an ein in Vergessenheit geratenes Geburtsrecht.

Der praktische Erfolg von GODO liegt in einer übergreifenden Rehabilitation und Gesundheitsvorsorge. Dabei führt GODO nicht nur zu einer oberflächlichen Wellness und Fitness, sondern reicht bis in die Tiefen innerer und äußerer Ökologie hinein. GODO könnte uns dazu befähigen, die Welt wieder zum Paradies werden zu lassen, einfach indem wir uns zu dem bekennen, was wir eigentlich sind, nämlich Ballengänger.

Heute gehen 99 Prozent aller Menschen über die Fersen durch ihr Leben. Wir haben falsch zu gehen gelernt, wir marschieren mit einem Fersenstoß auf der Erde. Wir missbrauchen unsere

Füße und alle Gelenke mit einer ineffizienten Gangart und leiden an den Folgen dieses Selbstmissbrauchs mit Fehlhaltungen und mit Schmerzen.

Was wir uns mit jedem Schritt über die Ferse antun, hat nicht nur Auswirkungen auf Körper, Geist und Seele, sondern auch auf unsere gesellschaftliche Wirklichkeit. Der Hackengang ist eine Bewegungslüge, deren Auswirkungen erschreckend und weltweit bedeutender sind, als wir ahnen. Es geht mir hier in diesem Buch um mehr als nur die Kritik an einer Schuhindustrie, die uns mit Kappungen (Vorfußkäfigen), Absätzen (Sprengungen), Polstern für die Fersen, mit Einlagen und seit 1996 mit rollenden, runden Schuhen einen Wohlfühl-Barfußgang verkaufen will. In Wirklichkeit kaufen wir uns damit »Prothesen« und wundern uns, dass wir Haltungsschäden, Rückenschmerzen, Kreislaufprobleme, Venenleiden und die schon erwähnten Fußleiden bekommen.

Prothesen brauchen wir nur, wenn wir eine verlorene Funktion ersetzen müssen. Jeder Einsatz von Prothesen am gesunden Körper führt zur Unterdrückung und zum Verlust von Funktionen. Also, was tun wir uns da an?!

Als Arzt und Humanmorphologe (Menschen-Gestaltkundler) habe ich während jahrelanger Praxistätigkeit das Gangverhalten meiner Patienten beobachtet und erforscht. Das Auftreten mit der Ferse erzeugt Erschütterungen der Wirbelsäule, die bis in den Schädel hineinreichen.

ERSTER WISSENSCHAFTLICHER BEWEIS:

Eine beeindruckende Formulierung dessen, was wir als wissenschaftliche Beweisführung fordern, gibt Jutta Voss in ihrem Buch »Das Schwarzmond-Tabu«:

»Alles [...] verdanke ich dem ›Schauen‹, das im Buddhismus eine zentrale Übung der Meditation ist, was auch den empirischen Aspekt des Wiederholbaren mit einschließt. [...] Das Schauen ist die Grundlage des Wissens. Weisheitliches Wissen ist unmöglich ohne Schauen des Konkreten. Alles Wissen hat seinen Ursprung im Schauen der Wirklichkeit, wie sie ist und wie sie wesentlich ist.«

Sie können sich mit einer »konkreten« Übung anschaulich bewusst machen, was der Hackengang bewirkt: Stecken Sie sich dazu die Finger in die Ohren und gehen Sie schnell zehn bis zwanzig Schritte auf Ihre gewohnte Weise. Hören Sie dabei in sich hinein! Haben Sie es gehört, dieses Tock-tock-tock? Hiermit haben Sie sich selbst einen jederzeit wiederholbaren wissenschaftlichen Beweis gegeben (siehe Kapitel »Die Gestik des Hackenganges«, S. 40 ff.).

Ich kam zu dem Schluss, dass wir beim menschengerechten – sprich: aufrechten – Gehen bei jedem Schritt den Vorfuß zuerst zur Erde bringen sollten, um dann erst die Ferse abzusenken. So berühren wir die Erde federleicht und ersparen uns den Rückstoß in unsere Wirbelsäule bis hinauf zum Kopf. Also genau entgegengesetzt zu allen orthopädischen Empfehlungen!

85 Prozent unserer Mitbürger leiden an Beschwerden durch Fehlhaltungen. Das ist kein Wunder, denn schon 85 Prozent der Vorschulkinder (!) weisen schwere Haltungsschäden auf.

Die häufig aus diesen Haltungsschäden resultierenden Erkrankungen mit Schmerzen in den Knochen, Gelenken und Muskeln sind weithin bekannt. Wie viele von uns wurden nicht schon einmal von ihrem Arzt auf ihre Senk-, Spreiz-, Platt- oder Knickfüße hingewiesen, wenn sie über irgendeinen Schmerz in den Füßen, im Knie, in den Hüften oder im Rücken klagten? Vielen wurden Einlagen verschrieben oder zumindest empfohlen. Wie oft hat es nicht geholfen oder nur vorübergehend Linderung verschafft? Meist wurden Sie nur darin bestärkt, zu glauben, dass Sie eine entsprechende Veranlagung, gar eine ererbte Schwäche mit auf die Welt gebracht hätten, die mit den Jahren nur schlimmer werden könne.

Mit passiv machenden Fußbetten und Einlagen, die »stützen, führen, halten« sollen, und mit zu engen und zu festen Schuhen wird der ganze übrige Mensch aus seinem Grund, seinen Füßen, heraus gegängelt und geschwächt. Der Volksmund sagt: geschurigelt. Dagegen ist GODO oder die Kunst des Ballengangs, des Schreitens, die ideale Art, kräftige, »erweckte« Füße zu bekommen. Das wurde uns inzwischen von vielen GODO-Praktizierenden bewiesen.

Unsere Fußmuskeln im Vorfuß geben Signale zum Gehirn und danach an den ganzen Körper weiter, wie er sich in vollkommener, selbst regulierender Balance aufrichten kann. Alle uns unbewussten Muskeln, die rundherum eng an der Wirbelsäule liegen, sorgen für eine elastische Aufrichtung und eine selbstbewusste, selbstsichere Haltung. Unsere Fußmuskeln im Vorfuß melden beim fühlenden Auftreten, wie der Boden beschaffen ist. Die »erweckten« Füße machen uns also achtsam uns selbst gegenüber, damit wir mögliche Fehlhaltungen schon bei ihrer Entstehung an der Basis vermeiden und ausgleichen können.

Wenn wir Menschen uns freuen, wenn wir Lust ausdrücken, erheben wir uns dann nicht von selbst auf den Vorfuß – oder wie wir ihn nennen: den Ballen? Wie beim Tanzen fühlen wir uns leicht, und ein Wohlgefühl durchfließt uns. Beim Ballengang streckt sich nämlich der ganze Körper. Wir atmen freier; wir haben das Gefühl, im ganzen Körper zu atmen, und unser gesundes Selbstwertgefühl wird erheblich gesteigert.

Wir alle ahnen, dass etwas mit uns »falsch läuft«, und jeder fragt jeden: »Wie geht's?« Da wird uns dann zu allem Übel von den Ärzten das sogenannte »anständige Abrollen« empfohlen. Dieses Abrollen ist wohl das gefährlichste medizinische Dogma. Es verpflichtet uns alle zur Hackengängerei. (Ein Dogma ist eine ungeprüft hingenommene Behauptung, ein Glaubenssatz mit dem Anspruch unbedingter Geltung. Bei Jutta Voss hört sich das so an: »[…] unhinterfragbar und als einzig gültige Wahrheit von Anfang der Welt her festgelegt […]. Das gilt es zu glauben, egal, ob Erfahrungen und Wissen das Gegenteil aufzeigen.«)

Ich habe für die wiedergefundene Tatsache, dass wir genetisch angelegte Ballengänger sind, einen Namen gefunden, der global zu verstehen ist, und kam auf das Wortspiel GODO. Es setzt sich zusammen aus den Silben GO und DO. GO heißt das älteste Spiel der Welt; es stammt aus Japan und bedeutet **durch Spielen zum Bewusstsein**. DO wie in »Aikido« oder »Judo« bedeutet »der Weg«. Im Englischen »go, do« liegt die Aufforderung: »Gehe und tue! Bewege und handle!«

Wir meinen damit: **»Gehe den Weg bewusst!«**

Im Italienischen heißt »godo«: »ich genieße«. Wie in »mi godo la vita« – »ich genieße das Leben«.

Und warten wir nicht alle seit Samuel Becketts Theaterstück »Warten auf Godo(t)«? Da heißt es mehrfach in ähnlicher Form:

Estragon: *Allons-nous-en. Komm, gehen wir.*
Vladimir: *On ne peut pas. Wir können nicht.*
Estragon: *Pourquoi? Warum?*
Vladimir: *On attend Godot. Wir warten auf Godot.*

Oder etwas weiter im Stück:

Estragon: *Et s'il vient? Und wenn er kommt?*
Vladimir: *Nous serons sauvés. Dann sind wir gerettet.*

Eine interessante visionäre Aussage, die Beckett da in der zweiten Hälfte des Jahres 1945, in der er das Stück schrieb, gemacht hat.

GODO lehrt uns, wie wir richtig beziehungsweise aufrichtig über den Ballen gehen können. Dabei entsteht ein harmonischer Bewegungsablauf, der diese Gestenfolge erzeugt:

Ruhen
Wollen
Danken/Denken
Fühlen
Zur Ruhe kommen
Ruhen

Der Hackengang dagegen hat einen gestörten Bewegungsablauf mit der gestischen Sinnfolge (siehe Kapitel »Das Gehverhalten des Menschen«, S. 35 ff.):

Wollen
Denken
Nichtwollen

Die widersprüchliche motorische Steuerung (Wollen – Nicht-wollen) der Füße beim Hackengang beeinflusst die Haltung der Wirbelsäule, die Atmung, den Kreislauf, und im Gehirn bewirkt sie ernst zu nehmende Fehlverbindungen.

Die Tatsache, dass Gangentwicklung und Sprachentwicklung in unseren ersten drei Lebensjahren nicht nur parallel verlaufen, sondern auch noch den gleichen Nervenstrang benutzen, kann eine »Wort-Sinn-Störung« verursachen (siehe Kapitel »Gang und Sprache«, S. 82 ff.).

Der Mensch ist also durch den frühen Anpassungsprozess, das sogenannte Gehenlernen, vom Ballengänger zum Hackengänger hingegängelt worden und wurde damit nicht nur körperlich, sondern auch geistig aus der Harmonie gebracht. Demnach sind wir gleichsam »geh-stört«! Wir haben uns durch die Imitation eines falschen Vorbildes eine verzerrte Bewegungsmaske, den Hackengang, antrainiert. Wir haben marschieren gelernt, an-statt zu gehen.

Viele Fehlhaltungen, die nicht durch Unfallverletzungen oder genetische Defekte entstanden sind, führe ich vor allem auf den Hackengang zurück. Darüber hinaus wird im Verlauf dieses Bu-ches deutlich gemacht, wie sehr die unmenschliche Landgeburt unsere Beweglichkeit von Anfang an irritiert. Außerdem werden die Vorteile der Wassergeburt für unsere natürliche Bewegungs-entfaltung herausgearbeitet.

GODO ist also mehr als Vorfußgang. GODO informiert über die Möglichkeit, sich von Schritt zu Schritt fühlend mit der Erde zu verbinden, in ihr ein lebendiges Wesen zu sehen und sich selbst Schritt für Schritt liebend in der Aufrichtung zu er-leben. Indem wir bewusster gehen, leben wir auch bewusster.

In der dynamischen Aufrichtung der schreitenden, ballenbetonten Vorwärtsbewegung entfalten wir unser reinstes Ich, denn:

Das Ich ist die Aufrichtung!

Nur ein ballenbetonter Einsatz der Füße kann zu einer vollendeten Aufrichtung führen (siehe Kapitel »Gang und Ich-Entwicklung«, S. 52 ff.)!

Die Grundlagen des hier Beschriebenen sind im Einzelnen längst bekannt. Sie hervorzuholen und zusammenzustellen dient dem Erwecken und Bestätigen einer gemeinsamen Erinnerung.

Fühlen Sie selbst, wie die neue beziehungsweise wiederentdeckte Gangart im ganzen Organismus eine wohltuende Kraft entfaltet, wenn Sie sie durch artgemäßes Schreiten über die Ballen wiedererwecken. Sie werden begeistert sein.

Der Göttinger Neurobiologe Prof. Gerald Hüther nennt die Begeisterung »*das Doping für Geist und Hirn*«. Und weiter:

»*Leider können sich Erwachsene nur vereinzelt an ihre ersten Kindheitserlebnisse erinnern. Erinnern an dieses Glücksgefühl, mit dem sie sich als kleines Kind auf den Weg gemacht haben, die Welt zu entdecken. Sie können sich kaum entsinnen an diese unglaubliche Offenheit, Gestaltungslust und Entdeckerfreude. Sie haben nur eine getrübte Vorstellung von dieser den ganzen Körper durchströmenden Begeisterung über sich selbst und über all das, was es damals zu entdecken und zu gestalten gab. Wären diese Erinnerungen präsenter, wären viele Sorgen, Probleme und Nöte des Erwachsenseins gar nicht existent.*«

Die Zusammenstellung der positiven Auswirkungen auf Ihre Gesundheit finden Sie im Kapitel »Der praktische Erfolg von GODO« (S. 125 ff.). Scheinbar negative Auswirkungen sind nur vorübergehender Natur und im Übrigen selten. Nur in den ersten Tagen der Umstellung auf den Ballengang werden Sie etwas Muskelkater, meist in den Waden, bekommen. Das ist für den Anfänger sehr aufschlussreich, weil er merkt, wo er bisher unterfordert war.

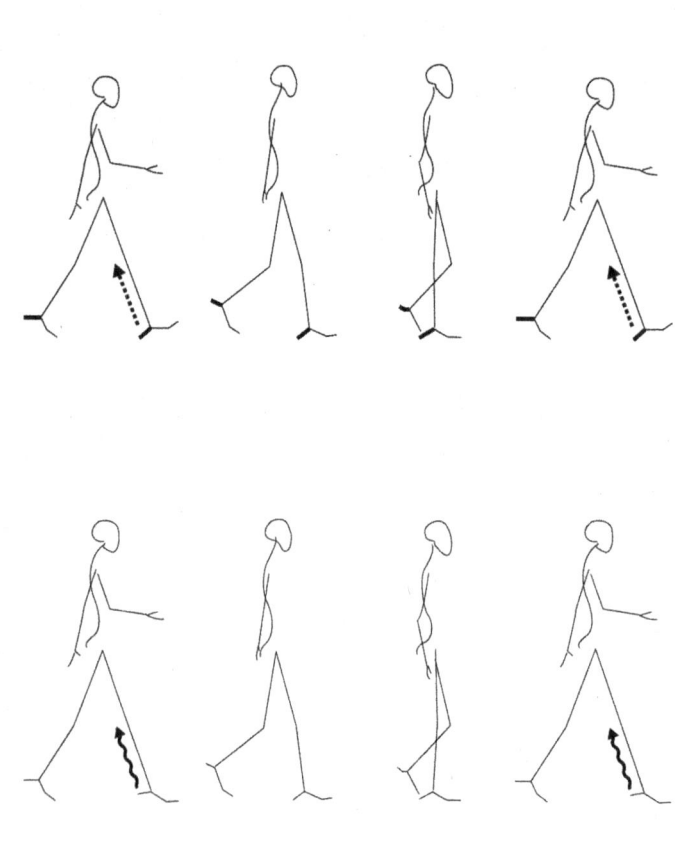

Der Mensch ist ein Ballengänger

Erfahrungen als Arzt

*B*ei meiner Arbeit an Schmerzsymptomen des Muskel- und Skelettsystems fiel mir bereits zu Beginn meiner ärztlichen Tätigkeit (Anfang der Siebzigerjahre) auf, dass sich der Mensch möglicherweise durch sein Gangverhalten unnötig belastet.

Die Entdeckung, dass der Mensch eigentlich ein Ballengänger ist, begann mit einer zufälligen Beobachtung, die mich vermuten ließ, dass die Medizin, die ich gelernt hatte, sich im wahrsten Sinne des Wortes auf einer Art »Holzweg« befand. Mich befielen große Zweifel, und nur gründliche Forschung und hartnäckiges Festhalten an meiner Entdeckung machten dieses Buch möglich. Zu guter Letzt hat mir mein inzwischen rund 45 Jahre langer Selbstversuch, im Ballengang durchs Leben zu gehen, Mut gemacht, Ihnen das Gleiche zu empfehlen.

Wie bin ich erstmals auf diese Erkenntnisse gestoßen? In meiner ersten Praxis gab es einen riesigen Barockspiegel, der in die Wand dieses sechzig Quadratmeter großen Sprechzimmers eingebaut war. Davor befand sich die Behandlungsliege. Nachdem ich die Krankengeschichte aufgeschrieben hatte, begleitete ich meine Patienten quer durch den Raum auf den Spiegel zu. Um die statischen Beschwerden meiner Patienten besser beurteilen zu können, beobachtete ich die Symmetrien ihrer Bewegungsabläufe. Dabei glitt meine Hand über ihren Rücken, um eventuelle Verspannungen, die sich durch Temperaturunterschiede zeigen, zu entdecken.

Um besser zu fühlen, legte ich meine Schuhe ab. Dadurch konnte ich mich so leise bewegen, dass ich die feinsten Erschütterungen und ausgleichenden Muskelkontraktionen bei den Patienten spürte. So verschieden die Zeichen auch waren, die auf die einzelnen Leiden hinwiesen, so klar war ein mehr oder weniger starkes »Tock-tock« bei allen zu fühlen. Dieses »Tocken« kam aus dem Fersenstoß, mit dem wir alle als Hackengänger die Erde bei jedem Schritt betreten. Besonders gut kann man das fühlen, wenn man die Hand auf das Kreuzbein des zu Untersuchenden legt, während er ganz normal geht. Versuchen Sie das ruhig einmal mit einem Mitmenschen. Dieses gilt als …

ZWEITER WISSENSCHAFTLICHER BEWEIS:

Um leise und achtsam nebenhergehen zu können, ging ich selbst zunächst unbewusst über den Vorfuß. Erst nach einigen Monaten hörte ich nachts auf dem Nachhauseweg meine eigenen Hackengangschritte, das »Tock-tock-tock«, als Echo von den Hauswänden erschallen. Ich erschrak. Durch den Schock aufgeweckt, begann ich zu vermuten, dass der Ballengang die Gangart ist, die unserer Natur entspricht.

Nachdem ich die Achtsamkeit und Leichtigkeit des Ballenganges bewusst wahrgenommen hatte, erschien mir der Hackengang als eine sehr grobe Art der Fortbewegung. Ich begann zu realisieren, dass der Hackengang der Auslöser für die meisten Fehlhaltungen und die daraus folgenden Schmerzen im Muskel- und Skelettsystem sein könnte.

Ich fragte mich, warum wir im täglichen Leben nicht gefühlter, also ballenbetont schreitend gehen. Unsere ästhetischen Ideale fordern das doch geradezu heraus! Man denke nur an Stöckelschuhe, Tanz, Ballett, Gangschulung für Models, die Fußstellung von Schaufensterpuppen und das »Schreiten im königlichen Gang«. Selbst der allgemeine Sprachgebrauch zeigt ein Gefühl dafür, dass Grenzen zwar überSCHRITTEN, aber nie überGANGEN werden sollten.

Außerdem hüpfen wir auf dem federnden Fuß, wenn wir uns freuen, während wir zum Ausdruck von Ärger mit der Ferse aufstampfen. Und wer im Sport nicht die Federkraft des Fußes benutzt, bringt keine Leistung und wirkt unelegant, ja unbeholfen. Darüber hinaus fiel mir auf, dass Menschen, die viel und bewegt z.B. frei in der Disco tanzen, selten in meine Praxis kamen. Dagegen musste ich häufig professionelle Tänzer mit ihren typischen Verschleißerscheinungen und Sportverletzungen behandeln, die, wie mir mit der Zeit klar wurde, zumeist nur die Folgen der künstlich trainierten und übertriebenen, vom Fersenstoß erzeugten Fehlhaltungen sind.

Ich fragte mich also:

Warum GEHEN wir über die Fersen?
Warum SCHREITEN wir nicht über die Ballen?

Der Schreitreflex

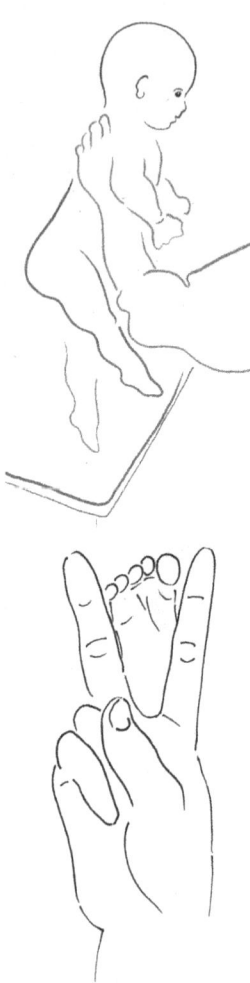

Sehen Sie selbst, wie ungeeignet die Ferse für den Hackengang ist.

Damit begann ich mich für die Entstehung des menschlichen Bewegungsverhaltens auf eine neue Weise zu interessieren und wandte mich dem Ursprung unserer Gangentwicklung zu. Zunächst beobachtete ich Kinder vom Moment ihrer Geburt an. Dabei fiel mir als Erstes der sogenannte Schreitreflex bei Neugeborenen auf. Er wird »Schreit-Reflex« und nicht »Gang-Reflex« genannt, weil es sich um eine ausdrücklich ballenbetonte Bewegung handelt. Diesen Reflex kann man gewöhnlich nur in einem begrenzten Zeitraum, nämlich vom Zeitpunkt der Geburt bis zum Alter von vier bis sechs Wochen, bei allen Babys beobachten. Übrigens erhält sich dieser Reflex bei Wassergeborenen bis zu deren sehr frühem Gehenlernen im sechsten Monat (mehr dazu im Kapitel »Schwangerschaft, Geburt und ›sensible Phase‹«, S. 87 ff.).

Jeder, der sitzend ein Kind von unter einem Jahr in den Händen hält, merkt, dass es sich mit den Fußspitzen gegen den Bauch stemmt. Es ist ganz natürlich, dass es dies mit dem fühlenden Vorfuß und nicht mit der Ferse tut. Weiterhin fiel mir auf, wie kleinflächig die Ferse der Neugeborenen ist.

Die ersten Schritte

Als Nächstes nahm ich wahr, dass alle Kinder bei ihren ersten Schritten offensichtlich noch deutlich Ballengänger sind. Jeder Vater und jede Mutter wird das bestätigen. Das kann uns nur entgehen, wenn wir dem Kind von Anfang an Schuhe mit steifen Sohlen anziehen und es zu selten barfuß laufen lassen.

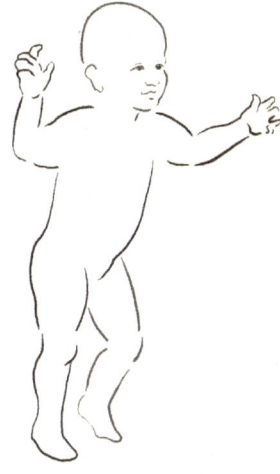

Ich beobachtete, dass Kinder unter drei Jahren wieder zu Ballengängern werden, wenn sie sich sehr interessiert auf etwas zubewegen. In solchen Momenten fühlen sie sich unbeobachtet. Solange sie sich jedoch beobachtet fühlen, versuchen sie den Hackengang so gut wie möglich zu imitieren. Ich stellte mir also die Frage: Werden Kinder zu Fersengängern, weil sie genau so gehen wollen wie ihre Eltern?

Das Nachahmungsverhalten

Die Psychologie lehrt zum Nachahmungsverhalten von Kindern, dass sie gerade in den ersten drei Lebensjahren fast ausschließlich durch Imitation (Nachahmung) lernen. Da alle Erwachsenen über die Hacken gehen, gibt es nur ein einheitliches Vorbild, das imitiert wird. Die Erwachsenen waren auch mal

Kinder. Auch sie haben durch Imitation gehen/marschieren gelernt. Dieses Beispiel des Hackenganges wird so konsequent vor- und nachgemacht, dass es rein statistisch als das Normale gelten muss.

Die Erkenntnis, dass der Mensch eigentlich ein Ballengänger und kein Hackengänger ist, war für mich von solcher Klarheit und Einfachheit, dass ich glaubte, sie mit einem Satz der ganzen Welt verkünden zu können. Orthopäden und andere Mediziner reagierten aber nicht entsprechend.

Zu allen Zeiten hat es allerdings auch vernünftige Orthopäden gegeben, die bei Fußverformungen und postoperativ zur Kräftigung der Fußmuskulatur den Vorfußgang empfehlen, statt Einlagen zu verschreiben. Dennoch konnten sie sich offenbar nie klar genug vom medizinischen Dogma des anständigen Abrollens distanzieren, um selbst auf die Idee zu kommen, dass der Mensch ein genetisch angelegter Vorfußgänger ist. Scheinbar verdrängen wir alle den Ballengang hinter der erlernten Anpassung an den Hackengang so sehr, dass wir uns noch nicht einmal mehr theoretisch für das Gangverhalten des Menschen interessieren. Der Mensch scheint also ein »Mitläufer« vom ersten Schritt an zu sein.

Übrigens lernen wir durch Nachahmung nicht nur das Gehen, sondern auch die Sprache. Die Phase der ausschließlichen Nachahmung endet mit dem dritten Lebensjahr. Die Nachahmungsphase ist ein Bewusstseinsraum, der von dem nachfolgenden Bewusstseinsraum derartig ersetzt wird, dass er in Vergessenheit gerät. Könnte es sein, dass wir uns – angesprochen auf unser Gangverhalten – im Unbewussten daran erinnern, wie schwer es uns eigentlich fiel, unserem kindlichen Körper den Hackengang anzutrainieren? Fürchten wir deshalb vielleicht, dass alles, was mit Lernen zu tun hat, uns nur mit neuem Stress belasten würde? Und eine nächste etwas weiter greifende Frage drängt sich mir auf: Haben wir vielleicht wegen dieses ganzkörperübergreifenden Erlernens eines muskulären Fehlverhaltens auch solche Schwierigkeiten mit der Entwicklung menschenwürdiger Schulsysteme?

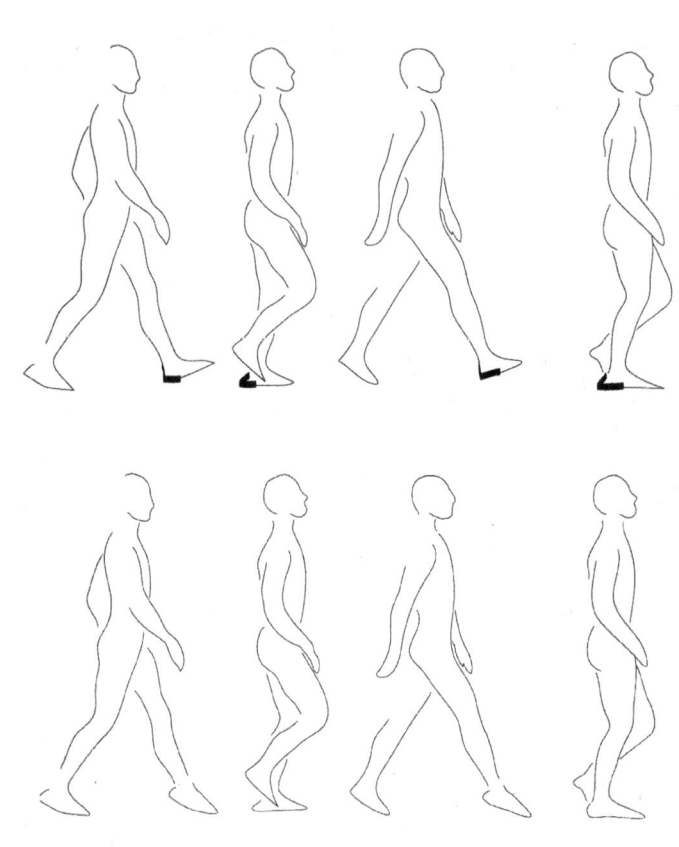

Das Gehverhalten des Menschen

»Das wahre Wunder besteht nicht darin,
auf dem Wasser zu wandeln,
sondern auf der Erde zu gehen.«

Thich Nhat Hanh:
Ich pflanze ein Lächeln

Die platonischen Seelenkräfte und GODO

*P*laton beschrieb die Seele in den folgenden drei Teilen: Wollen – Denken – Fühlen. Goethe verinnerlichte diese Erkenntnis in seinem zum Volkslied gewordenen Gedicht: »Ich ging im Walde so für mich hin, und nichts zu suchen, das war mein Sinn …« Er ließ sich von seiner Seele spazieren führen.

Nach einem dreißigjährigen Studium des Goethe-Nachlasses in Weimar erkannte Rudolf Steiner, der spätere Begründer der Anthroposophie und der Waldorfschulen, dass Wollen, Denken und Fühlen die drei Tätigkeiten unserer Seele sind. Er nannte sie explizit: SEELENTATEN. Dabei wird der Körper zum Instrument des Ausdruckes dieser drei Seelentaten. Somit ist auch unser Gang deren Ausdruck; sie können in jedem Schritt gesondert erfahren werden.

Bisher macht man sich das nur in der Heileurythmie zunutze. Durch das sogenannte dreigliedrige Schreiten »Heben – Tragen – Stellen« (Wollen – Denken – Fühlen) wirkt sie heilend auf Körper-, Sprach- und Wahrnehmungsstörungen ein.

Beim Stotterer drücken sich Wollen – Denken – Fühlen gleichzeitig aus. Es bildet sich ein Sprachknoten, der durch bewusstes Schreiten, das heißt durch die Entschleunigung der einzelnen Seelentaten, entwirrt werden kann (Heileurythmie).

Die platonischen Seelenkräfte werden heileurythmisch, also lediglich therapeutisch, oder in der Eurythmie als Kunstform genutzt. Ich habe nur ganz wenige Menschen getroffen, die aus einer solchen Erziehung als Ballengänger hervorgegangen sind. Dazu gehören einige ehemalige Mitglieder der Loheland-Schule in Hessen, die nach anthroposophischen Grundsätzen geführt wird. Auch die israelische Künstlerin Ruth Arion (1912–1988) war in ihrer Jugend mit dieser Bewegung in Berührung gekommen. Sie erinnerte sich, zwischen 1926 und 1936 im »königlichen Gang« geschritten zu sein. Während unseres Gespräches wurde ihr plötzlich klar, dass sie erst nach ihrer Flucht vor den Nazis bei der Arbeit am Fließband im Kibbuz den »königlichen Gang« vergessen habe. Viele Jahre später durfte ich sie wieder daran erinnern.

Jeder Schritt lässt sich als eine Folge von Gesten begreifen. Diese Gesten sind, wie wir erfahren haben, Ausdruck unserer Seelentaten. Ihr Sinngehalt und ihre Aufeinanderfolge unterscheiden sich je nach unserer Gangart, also je nachdem, ob wir uns als Hackengänger oder als Ballengänger bewegen.

Das Ruhen und das Wollen, die beiden ersten Phasen jeden Schrittes, sind bei Hackengängern wie bei Ballengängern gleich:

Ruhen

Vor aller Bewegung ist Ruhe. Wenn wir stehen, können wir sagen: **»Ich ruhe.«** Durch diesen kleinen, bewusst gesprochenen oder gedachten Satz machen wir uns die Geste des Ruhens innerlich real und fühlbar. Legen Sie das Buch für eine oder zwei Minuten beiseite, stellen Sie sich aufrecht und mit schulterbreit parallel gestellten Füßen hin, schließen Sie die Augen, atmen Sie dabei tief und ruhig aus und ein und denken Sie: »Ich ruhe.«

Wollen

Um aus der Ruheposition, aus dem Stand in die Bewegung zu kommen, bedarf es eines Willensimpulses. Dazu können wir uns selbst sagen: **»Ich will.«** In diesem Moment löst sich die Ferse von der Erde. Das Abheben ist Ausdruck eines umgesetzten Impulses der Seele und geschieht zeitgleich mit der »Ich will«-Geste als Lösung der Ferse von der Erde. Damit Sie das wirklich fühlen, bitte ich Sie erneut, das Buch wegzulegen und mehrere Schritte zu machen. Konzentrieren Sie sich dabei auf den Moment, in dem das Heben der Ferse gleichzeitig mit einem laut gesprochenen »Ich will!« wahrgenommen wird.

Der japanische Meister Ha ku yushi sagte: »*Der Atem des rechten Menschen ist ein Atmen mit den Fersen.*« Bei der GODO-Meditation, die ich auch gerne »dynamisches GODO-Yoga« nenne, entspricht das Lösen der Ferse dem Moment der beginnenden Einatmung. Probieren Sie es doch gleich einmal aus.

Denken

Der freie, gelöste Fuß, das sogenannte Spielbein, durchmisst den Raum, wobei die äußere Welt an uns vorübergleitet, wir uns durch sie hindurchschieben, etwa so, wie die Gedanken sich immer neu bildend und wieder verblassend unsere Köpfe durchziehen. Hier können wir uns bewusst werden, dass die Seele sagt: **»Ich denke.«** Dabei schwebt das Spielbein frei wie ein Gedanke über der Erde.

▶

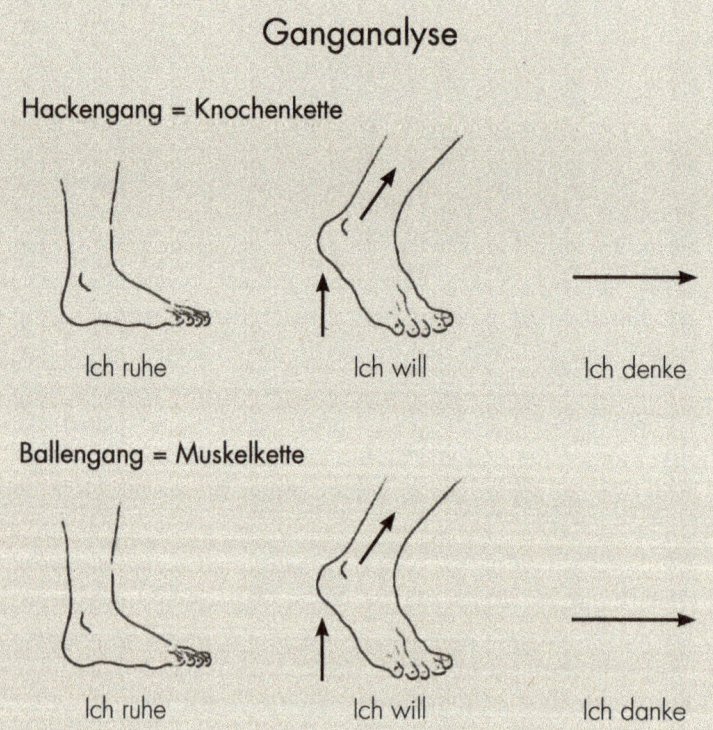

Ganganalyse

Hackengang = Knochenkette

Ich ruhe   Ich will   Ich denke

Ballengang = Muskelkette

Ich ruhe   Ich will   Ich danke

Bei diesem Bewegungsabschnitt scheiden sich die Geister. Der Hackengänger hebt nämlich seine Fußspitze hoch, bevor er die Erde mit der Ferse betritt, während der Ballengänger seinen Fuß locker hängen lässt und deshalb der Erde mit Ge(h)fühl begegnet.

Was hier geschieht, bedarf einer besonderen Betrachtung, denn es handelt sich um die Kernproblematik des Hackenganges.

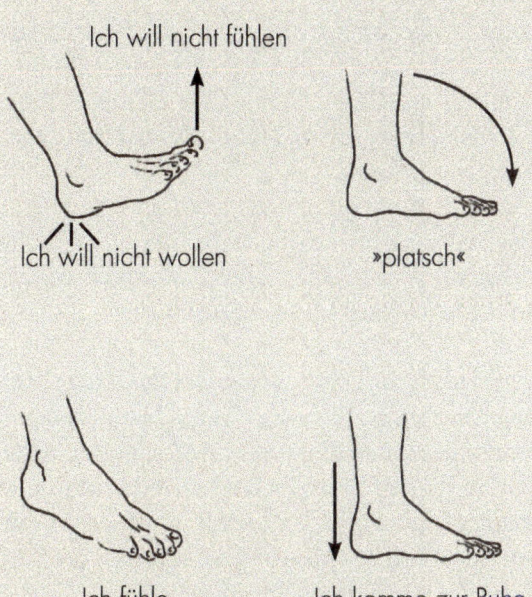

Ich will nicht fühlen

Ich will nicht wollen

»platsch«

Ich fühle

Ich komme zur Ruhe

Die Gestik des Hackenganges

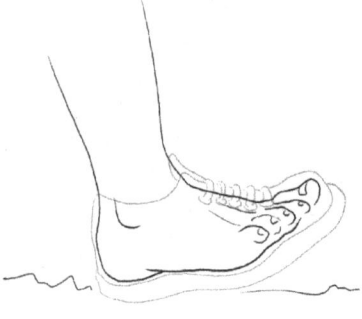

Bisher galt uns ein solcher Anblick als normal und natürlich.

Da wir bisher selber in jedem Schritt die Erde mit der Ferse zuerst berühren, ist uns der Anblick unserer Mitmenschen, die mit der Ferse voran die Erde betreten, derart vertraut, dass wir zunächst nichts Auffälliges wahrnehmen. Aber schauen wir einmal ganz genau hin! Es bedarf einer besonderen Konzentration, wenn man ein gewohntes Bild mit frischem Blick erfassen möchte. Nehmen Sie sich dafür wirklich etwas Zeit …

Erst wenn wir den Hackengang analysieren, begreifen wir, dass er nicht nur eine mechanische Fortbewegungsart darstellt, sondern dass sein Ablauf eine Folge bedeutsamer Gesten enthält, mit denen wir der Welt begegnen und für die wir auf eine ungeahnte Weise verantwortlich sind.

In der erhobenen Fußspitze offenbart sich die Geste der Abwehr und der Zurückhaltung im Gefühl. Dieser Ausdruck besagt: »Ich will nicht fühlen, ich habe kein Vertrauen.«

Es gibt eine Möglichkeit, uns das, was wir mit den Füßen unbewusst und ungefühlt ausdrücken, über unsere Hände spürbar zu machen. Dazu bitten wir eine Person, die völlig unvorbereitet ist, uns die Hand zu reichen. Wir strecken unsere Hand so aus, als wollten wir ihre Hand empfangen, ziehen die unsere jedoch gleich wieder mit der Geste der Abwehr (einem Heben der Finger und Vorschieben der Handwurzel) zurück.

Beiden tut diese paradox abwehrende Geste »weh«: dem, der sie erzeugt, und dem, gegen den sie sich wendet.

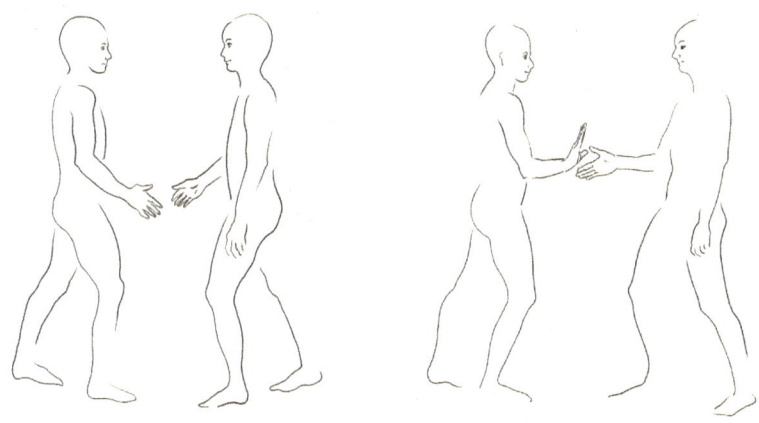

Genau das ist es, was jeder Hackengänger mit jedem Schritt sich selbst, seinem Nächsten und der Erde antut. Ob sich die Erde wohl ebenso schlecht fühlt, wenn wir ihr bei zurückgehaltener Fußspitze »zwangs-läufig« mit der Hacke begegnen? Und wie fühlen wir uns selbst dabei – bisher ohne es deutlich und bewusst zu merken? Könnte das der Grund dafür sein, dass wir der Erde so wenig Liebe und Achtsamkeit entgegenbringen? Diese Geste macht uns zu Fremden auf dieser Erde. Dementsprechend denken, fühlen und handeln wir.

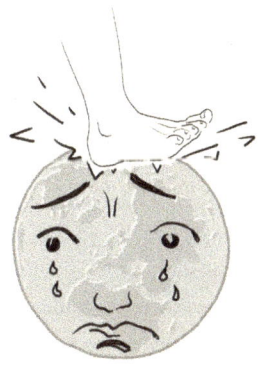

Die gestische Bedeutung der aufstampfenden Ferse heißt Wut und »Ich will nicht« oder »Ich will nicht wollen«. So zart und leichtfüßig Einzelne auch über die Hacke abrollend gehen mögen – ein gewisses Stampfen, eine Erschütterung können wir nicht unterdrücken. Marschierende Soldaten können durch ihren Fersenauftritt im Gleichschritt die Statik einer Brücke gefährden. (Deshalb gab es im Zweiten Weltkrieg entsprechende Verbotsschilder.) In den höchsten Gebäuden unserer Städte ist das Vibrieren der Fußböden ein Problem, das durch den Auftritt mit High Heels erzeugt wird.

Prüfen Sie es selbst noch einmal: Halten Sie sich mit je einem Finger die Ohren zu und gehen Sie schnellen Schrittes auf Ihre gewohnte Weise. Lauschen Sie dabei in sich hinein. So können Sie über die Knochenleitung ein »Tock-tock-tock« wahrnehmen, das von den Fersen bis zu ihrem Schädel hinauf echot. Der Fersenstoß erschüttert nicht nur die Wirbelsäule und Gelenke und damit die Muskulatur, sondern auch alle Organe und vermittelt unserer Körpervorstellung unnötig erhöhte Schwerkraftwerte. Außerdem drücken wir gestisch mit jedem Hackengangschritt immer wieder »Ich will (zwar losgehen) – Ich will nicht (fühlen/wollen)« aus. Das begründet einen Zwiespalt des reinen Willens. Fühlen Sie doch mal in sich hinein, wenn Sie sagen: »Ich will – – – nicht.« Ist das nicht superparadox, also der Widerspruch in sich? So landen wir zwar genau da, wo wir hinwollten, aber wir drücken aus, dass wir gar nichts wollen, weder fühlen noch wollen. Es ist offensichtlich, dass wir diese gefühlsverneinende Geste mit jedem Hackengangschritt aktiv erzeugen, und es ist folgerichtig, anzunehmen,

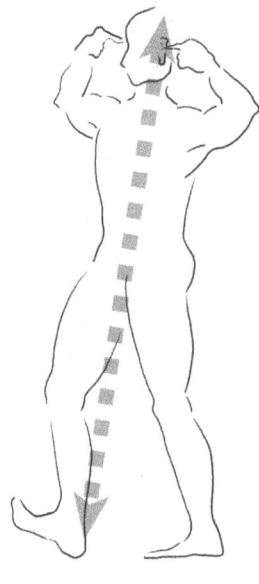

dass wir im Gehirn und in der gesellschaftlichen Begegnung damit ein Programm der Abwehr installieren.

In der Kinesiologie hat sich gezeigt, dass eine ablehnende, verweigernde mentale Haltung und die dazugehörigen Gesten zu einem schwachen Muskeltest führen. Das sollte unter anderem der Allergieforschung zu denken geben, da Allergien sehr häufig durch Überforderungen ausgelöst werden können.

Das sogenannte Marschieren auf der Stelle und das militärische Marschieren

Das militärische Marschieren ist eine besonders ausgeprägte Form des Hackenganges, bei der im Gleichschritt über die Hacke gegangen wird. Ganz anders verhält es sich beim sogenannten Marschieren auf der Stelle, bei dem man mit den Armen kräftig mitschwingt und die Schultern derart mitbewegt, dass die gesamte Wirbelsäule eine spiralige Bewegung um ihre zentrale Achse ausführt. Probieren Sie es aus! Denn wenn Sie genau hinsehen und in sich hineinfühlen, erkennen Sie sofort, dass es sich um eine ausgeprägte Ballengangbewegung handelt. Tatsächlich ist es schier unmöglich, beim »Auf-der-Stelle-Marschieren« mit der Hacke zuerst aufzusetzen.

Wie im Kapitel »Forschung und Erkenntnisse durch Beobachtung« (S. 69 ff.) beschrieben, hat das Gehen auf der Stelle eine ausgesprochen harmonisierende Wirkung auf Geist und Körper, das heißt, die Hirnhälften werden synchronisiert. Kinesiologen nutzen das, weil sichere Testungen nur in diesem Zustand möglich sind. Vor Jahren, als ich der Kinesiologen-Vereinigung auf ihrem Kongress in Kirchzarten die Zusammenhänge erklären konnte, rief dies großes Erstaunen hervor. Seitdem wissen sie, dass ein Ballengänger schon synchronisiert zu ihnen kommt.

Sobald wir uns allerdings vom »Marschieren auf der Stelle« in den Raum bewegen, verfallen wir unwillkürlich in den gewohnten Hackengang, das wirkliche Marschieren, das offensichtlich das Gegenteil einer Harmonisierung bewirkt. Beim Marschieren werden die Arme zwar gegensinnig vorwärts und rückwärts geschwungen, die Schultern aber gerade auf der steifen Wirbelsäule festgehalten. Es wird vermieden, die Körpermitte als Ursprung für einen spiraligen Bewegungsimpuls gegenläufig mitschwingen zu lassen. Auch die Bewegung der Hüften wird unterdrückt.

Eine besondere Art des Marschierens war der preußische Stechschritt, der heute noch von der russischen Armee praktiziert wird, bis die Fußgelenke schmerzen. Dabei exerziert man mit gestrecktem Bein und steif gestrecktem Fußgelenk und knallt mit den Vorfußballen voran auf die Erde auf. Ein solch expressives Marschieren über die Ballen muss gelernt werden und eignet sich besonders zum Paradieren.

Gegen Ende des 19. Jahrhunderts beherrschten nur die Gardeoffiziere Preußens einen derart tadellosen »Stechschritt«, dass er allem Volk imponierte. Die jungen Männer im Lande wollten gerne auch so sein wie diese schmucken und bis in die Zehenspitzen erweckten Kadetten und Offiziere Preußens. Sie hatten allerdings nicht den Paradestechschritt gelernt, sodass aus »normalen« Hackengängern ein großes Heer von marschierenden Soldaten aus den Schulbänken herausrannte. Da das militärische Marschieren eine Verstärkung des schlichten Hackenganges darstellt, erhöhten sich mit jedem Hackenstoß die Schwerkraft-Empfindung und die Aggression in jedem einzelnen Soldaten – natürlich unbewusst. Die »Vermehrung« der eigenen Masse floss zusammen mit der großen Masse und schien von ihr getragen zu werden. Was bisher unbewusst blieb, wird durch GODO plötzlich fühlbar.

GODO zeigt: Wer einmal schreitet, marschiert nie wieder.

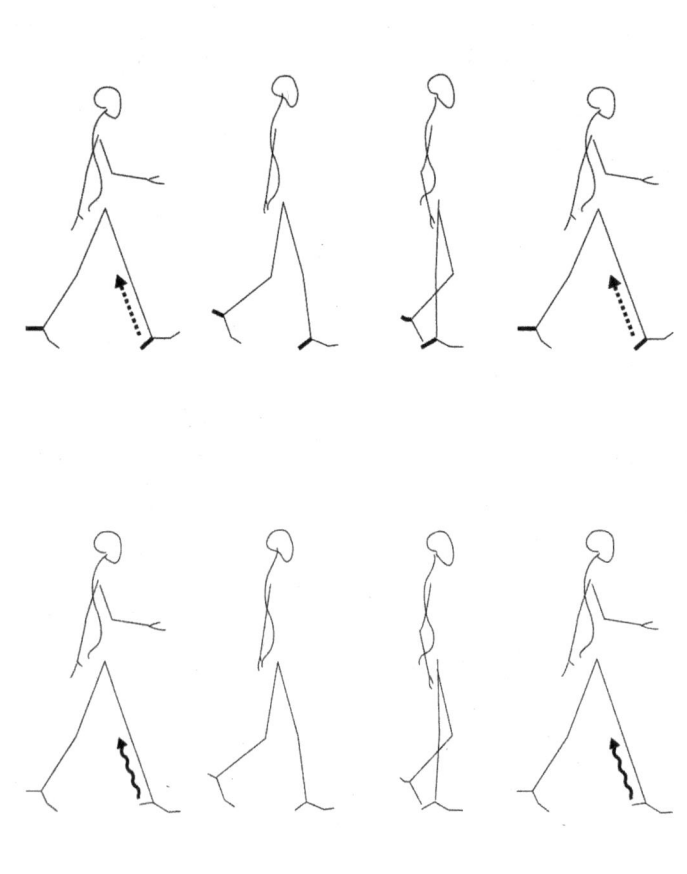

Die Gestik des Ballenganges

Fühlen

»Wenn Ihr es nicht fühlt,
Ihr werdet es nie erjagen!«

Johann Wolfgang von Goethe

*D*er Ballengang könnte den Hackengänger von seiner Gespaltenheit (einer chronischen Ambivalenz) erlösen, dem dauernden »Ich will – ich will nicht«. Der Ballengänger unterlässt einfach die Geste des Nichtwollens. Die automatische Folge davon ist, dass der lockere Fuß mit der Geste »Ich fühle« weich zur Erde kommen kann.

Nach dem »Ich will« hängt Ihr Vorfuß so locker, dass Sie automatisch mit Ballen und Zehen die Erde zuerst berühren. Eine hilfreiche Vorübung dazu: Stellen Sie sich mit Ihrem ganzen Gewicht auf ein Bein und schütteln Sie den anderen Fuß mehrmals locker aus. Dabei wird der Fuß nicht kreisend geführt, sondern hängt locker aus dem Gelenk heraus.

GODO zeigt: Schreitend fühlen wir die Weichheit und Lebendigkeit der Erde; im selben Moment werden wir selbst weich, lebendig und friedlich.

Im Englischen wird »sole« (dt. »Sohle«) und »soul« (dt. »Seele«) auf dieselbe Weise ausgesprochen. Lassen Sie doch endlich Ihre Seele wirklich »baumeln«, wie Tucholsky vorschlägt.

Wir brauchen also den Fuß nur locker hängen zu lassen, so wie er sich im letzten Moment beim Abheben von der Erde gerade befindet. Hier können Sie erkennen, dass es sich bei GODO, ganz anders als man erwarten könnte, nur um ein Loslassen handelt und nicht um eine neue, schwer zu erlernende Methode.

Wir heben den Vorfuß nicht mehr sinnlos nach oben. So sparen wir uns die gestische Aktion der Gefühlsvermeidung. Stattdessen sagen wir in uns: »Ich fühle«, und berühren dabei die Erde »gehfühl-voll« und liebend, quasi füßelnd mit den Ballen und Zehen zuerst, und senken dann erst die Ferse zur Ruhe in den Stand ab.

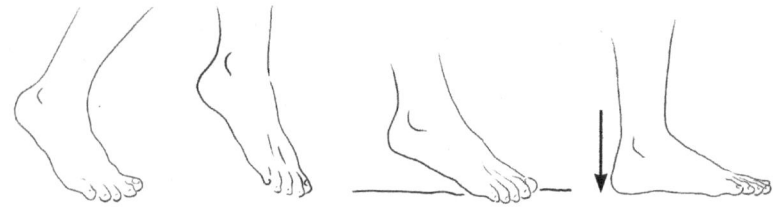

Zur Ruhe kommen

Das Zur-Ruhe-Kommen ist also das Absenken der Ferse in den Stand. Sie können es sehr genießen, wenn Sie es erst einmal gefühlt haben! »Ich komme zur Ruhe.« Wir können diese Bewegung und die dazugehörige Empfindung im Fußgelenk beim vorsichtigen Rückwärtsschreiten mit hängendem Fuß wahrnehmen lernen. Machen Sie jetzt bitte einen kleinen »entschleunig-ten« Schritt aus dem Stand rückwärts. Der Fuß zeigt locker hän-gend mit der Großzehenspitze so nach unten und innen, dass die Zehengrundgelenke rechtwinklig zur Bewegungsrichtung weisen. Der Fuß ist proniert und das Fußgewölbe ist in dieser Ruhestellung deutlich in seiner konkaven Ausprägung wahrzu-nehmen. Sobald die Zehen die Erde berühren, melden sie dem Gehirn eine Botschaft über die Beschaffenheit des Untergrun-des; unser unbewusstes effizientes Balancemuskelsystem streckt die Wirbelsäule ins Lot und gurtet das Fußgewölbe, damit wir federnd und sicher auftretend stressfrei unsere Balance finden. Üben Sie das wiederholt, bis Sie es fühlen. Das ist gefühlt und schwerelos, gleichsam mühelos. Seit Nena wissen wir alle, dass es den Konsens gibt: »Völlig los-ge(h)-löst« gleich schwerelos.

Jetzt verstehen Sie auch, weshalb wir uns mit dem Stöckelschuh selbst betrügen. Er simuliert nur den Ballengang, weil er ein Zur-Ruhe-Kommen und damit das intrinsische Abrollen schier unmöglich macht, ja den Fuß geradezu in der Vortäuschung des »Ich will« erstarren lässt. Vielleicht ist der Stöckelabsatz die un-bewusste Sehnsucht nach dem Ballengang. Wir lassen uns durch eine »Prothese« verführen. Eine Prothese dieser Art ersetzt nicht die Funktion, sondern verhindert sie.

Die Ich-Kraft

Genießen Sie jetzt die aus dem schreitenden Fuß in den ganzen Körper aufsteigende Welle an Wohlgefühl. Mühelos balancie-ren Sie Ihren Kopf auf einer aufgerichteten Wirbelsäule. Wenn

Sie so fühlend und zart mit dem Vorfußballen die Erde berührend angekommen sind, beginnt das Absenken der Ferse in den Stand. Dieses Absenken ist ein fühlbarer Weg, ist ein Zur-Ruhe-Kommen, und Sie wissen, der gefühlte Weg ist das Ziel. Als Hackengänger sind Sie bisher nur mit hochgezogenem Fuß (der Geste des »Ich will dich nicht fühlen«) und mit einer Hohlkreuzstellung auf Ihre Fersen und damit in Ihre Knochenkette gefallen, hilflos stockend, nach Balance suchend. So betrachtet sind wir als Hackengänger mühsam beladene und hart ausgebremste Fallangstverwalter. Damit kennt der Hackengänger weder das Zur-Ruhe-Kommen noch das Ruhen wirklich. Schauen Sie sich nur die Menschenwelt an, wie sie hetzen und hasten und so häufig unter Einschlaf- und Durchschlafstörungen leiden.

Mit GODO lösen Sie allmählich die »Fesseln« Ihrer Füße und wecken eine in jedem Schritt neu empfundene Erfahrung der verbesserten Aufrichtung, Ihre Ich-Kraft! Wenn Sie zögern sollten, bedenken Sie, dass wir Hackengänger so sehr in dem Widerspruch »Ich will – ich will nicht« gefangen sind, dass wir es oft schwer haben, klare Entscheidungen zu treffen, auch wenn die Einsicht längst da ist.

Vom Denken zum Danken

»Wenn Sie Ihr Herzfeuer zusammennehmen und es in das Tantien (Blase, Beckenboden) und in die Fußmitten verlegen, dann werden Brust und Zwerchfell von selbst kühl, und bei Ihnen wird kein Schatten von Spekulieren und Denken, kein Tropfen von Gedankenwellen und Gefühlswellen sein.« (Ha ku yushi)

Ist die Geste des Fußes beim Hackengang »Ich denke«, wird beim Ballengang daraus »Ich danke«. Weil der Ballengänger keine Reflexion (Rückbeugung) mit dem Fuß macht, bleibt er entspannt; er kann so mit der inneren Haltung der Dankbarkeit durch die Welt schreiten und sie dabei ganz in sich aufnehmen, ohne von der Geste des Denkens, des »Reflektierens« irritiert zu sein. Da er die Reflexion, die Revolte, die Geste des »Ich will nicht« aufgegeben hat, bewegt er sich gelöst und fühlend mit einem ungespaltenen Willen – »Ich will«. Mit dem Geschenk seines Seins, dem Körper. Dankbar.

Eselsbrücke: Gedenken = gehe denken; Gedanken = gehe danken. Mit dem Gedenken bewegen wir uns in die Vergangenheit, wir gedenken der Ahnen oder unserer Sünden. Die Gedanken jedoch sind frei!

Damit wir uns nicht falsch verstehen: Ein rückblickendes Gedenken, ob persönlicher oder historischer Art, kann für das Verständnis des Seins durchaus wertvoll sein.

Der heimliche Erfolg von GODO liegt also wörtlich im Übergang vom Ge(h)denken zum Ge(h)danken. GODO zeigt: Wer im Denken ist, sucht noch, doch wer dankt, hat schon gefunden. Und wer im Danken ist, hat schon empfangen.

Mit GODO hat jeder die Möglichkeit, durch ein nunmehr fünfgliedriges Schreiten – Ruhen, Wollen, Danken, Fühlen, Zur-Ruhe-Kommen – seine Seelentaten in harmonischer Folge zu leben. So entfaltet sich der Ballengänger allmählich zur vollen Blüte seines Menschseins, zu seiner eigentlichen, seiner dynamischen, schreitend bewegten Aufrichtung. Diese ist die Grundlage des frei beweglichen, fallangstfreien Ichs (siehe die Kapitel »Fallangst, Ego und Über-Ich« und »Das Selbst«, S. 58 ff.). Über

die innere Haltung der Dankbarkeit dem Leben gegenüber können wir schreitend eine Integration ins Selbst erreichen. Der
Ballengang setzt also psychische und physische Kräfte frei und
führt den GODO-praktizierenden Menschen zu seiner Mitte.
GODO zeigt: Schritt für Schritt erlebt der Ballengänger mit
tiefer, freier Atmung einen Rhythmus von befreiter und bewusster Bewegung – »um mit einem guten Selbstwertgefühl durchs
Leben zu schreiten« (Clemens Kuby).

Gang und Ich-Entwicklung

»Es gibt nur einen Tempel in der Welt,
und das ist der menschliche Körper.
Nichts ist heiliger als diese hohe Gestalt ...«

Novalis

Es ist bekannt, dass der aufrechte Gang, die Sprache und das
Ich den Menschen von der Tierwelt unterscheiden. Die Sprachentwicklung ist an die Aufrichtung und den aufrechten Gang
gebunden (siehe Kapitel »Gang und Sprache«, S. 82 ff.). Und
nach Steiner ist das Ich die Aufrichtung selbst. So klar drückt
sich die Psychologie an keiner Stelle aus.

Ich will diese Aussage im Folgenden auf die körperliche und
seelische Entwicklung des Kindes bis zum dritten Lebensjahr
übertragen. Dazu mögen einige Zeichnungen dienen, die die
einzelnen Stufen der Aufrichtung darstellen.

Erste Aufrichtungsversuche sind im Heben des Köpfchens zu erkennen, das noch sehr wackelig ist und immer wieder »herunterfällt«. Das möchte ich als die labile Aufrichtung bezeichnen. Sie entspricht dem LABILEN ICH.

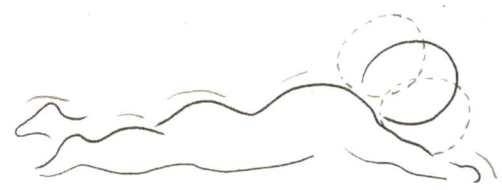

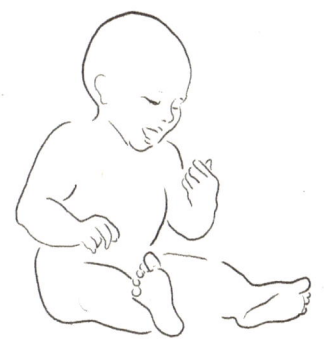

Die nächste Stufe der Aufrichtung findet ihre Vollendung im aufrecht sitzenden Baby, einem kleinen Buddha. Wenn wir ein solches Kind sehen, fällt uns seine Zentriertheit auf, und wir erkennen seine besondere Ich-Kraft. Nichts bringt es wirklich zum Umfallen – eher würde es rollen. Deshalb möchte ich es hier als das KUGEL-ICH bezeichnen. Welche innere Stärke und ungestörte Ichhaftigkeit diese Kinder ausstrahlen, ohne das Wörtchen »ich« aussprechen zu können!

Eine Entwicklungsstufe weiter begegnen wir dem Kind im sogenannten Krabbelalter. In dieser Phase der Aufrichtung könnte man von der Entwicklung des AUTOMOBILEN ICHs sprechen (griech. »autós«: dt. »selbst«). Diese Krabbelphase wird von Schulmedizinern, Kinesiologen und Entwicklungspsychologen für eine unverzichtbare Phase zur regelgerechten körperlichen und geistigen Entfaltung gehalten. Vorsicht: Nur weil

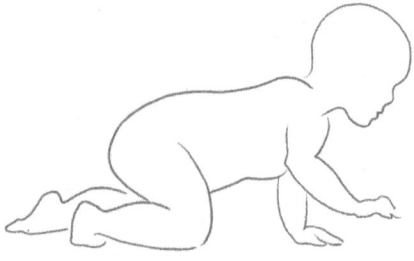

in unserem Kulturkreis fast hundert Prozent aller Kinder ein Krabbelalter durchleben, wird eine Krabbelphase nicht zur absoluten Vorbedingung einer guten Entwicklung des limbischen Systems, des sogenannten Gefühlszentrums. Ich möchte nur an Völkerstämme wie Indianer, Eskimos und Tibeter erinnern, die ihre Kinder bis zu einem Jahr gestreckt eingebündelt tragen. Mit dem ersten Aufstellen können sie trotzdem loslaufen und haben natürlich dennoch eine gesunde eigene Gefühlswelt entwickelt.

Eine kleine Geschichte aus der Forschung an jungen Schwalben und ihrem sogenannten Fliegenlernen möge das Gesagte unterstützen: Lange Zeit glaubte man, junge, flügge gewordene Schwälbchen würden noch ein paar Tage flatternd und am Nest hängend fliegen lernen. Mit einem sehr einfachen Versuch konnte diese Annahme widerlegt werden: Man steckte drei von sechs Schwälbchen eines Geleges derart in kleine Pappröhren, dass sie zwar noch gefüttert werden konnten, jedoch an den »Flugübungen« nicht teilnehmen konnten. Erst als die drei anderen nach tagelangem vermeintlichem Üben endlich vom Nest abflogen, befreite man die drei Gefesselten. Und siehe da, ohne geübt zu haben, flogen sie den anderen hinterher! Fazit: Wenn die genetische Reife da ist, kann die Funktion ausgeübt werden. Entsprechend sollte man bei genetischen Vorgaben besser von der Entfaltung oder von der Reifung einer Fähigkeit sprechen als vom Erlernen derselben.

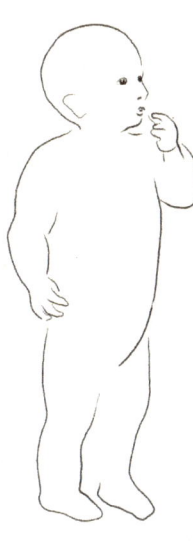

Als Nächstes folgt die ganzkörperliche Aufrichtung. Wir begegnen ihr im Stehkind. Bei uns Landgeborenen ist es um das erste Lebensjahr herum so weit. Das Nervensystem des Kindes ist reif und lässt das Stehen zu. Dieses Stehen entspricht der statischen Aufrichtung und damit dem STATISCHEN ICH. Wie wunderbar Ich-stark erscheinen uns die Kinder in dieser Phase!

Leider sieht man häufig, dass Eltern ihre Kinder in dieser Stehphase stolz, zwischen ihren Beinen an den Händchen gehalten, in einem aufrechten Gang vorführen. Dabei verführen sie sie im wahrsten Sinne des Wortes zum Passgang in stehender Fußhaltung. Arm und Bein werden nicht gegenläufig, sondern seitengleich voranbewegt. Bevor die Reifung des Nervensystems für den spontan auftretenden Ballengang eintritt, wird schon eine Bewegungsform eingeübt, die das Kind in Richtung Hackengang konditioniert.

Wenn Ihr Kind anfängt zu stehen, spielen Sie bitte mit ihm in der horizontalen Haltung der vorangegangenen Krabbel- und Kriechphasen. Halten Sie es zum Beispiel spielerisch am Unterschenkel oder Fuß, während Sie seinen Bauch unterstützen, damit es ein weggeworfenes oder runtergefallenes Spielzeug selbst aufheben kann (siehe S. 56 oben).

Vertrauen Sie der natürlichen Entfaltung der genetisch angelegten Bewegungsschritte Ihres Kindes. Innere Stabilität und Sicherheit gewinnt es, wenn es in dem bestärkt wird, was es alleine entdeckt. Es ist immer günstiger für die Entfaltung der Bewegung, der Entwicklungsgeschwindigkeit der Kinder mehr inne-

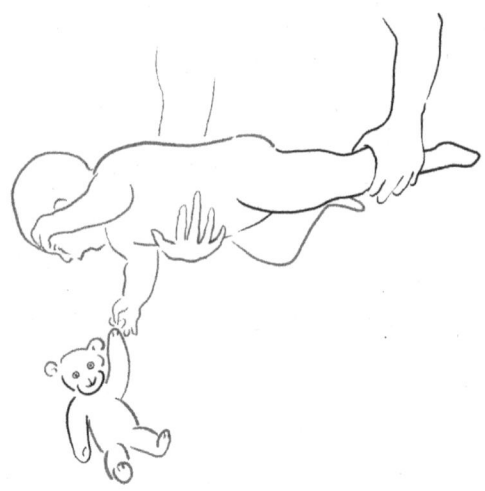

re Stabilität und Sicherheit zu geben, indem die Fähigkeiten der jeweils vorangegangenen Bewegungsentwicklungsschritte trainiert werden, anstatt seiner natürlichen Entfaltung vorzugreifen.

Jetzt beginnt die aufrechte Vorwärtsbewegung, die dynamische Aufrichtung. Von diesem Moment an entfaltet sich unser DYNAMISCHES ICH. Das geschieht ganz plötzlich. Mit trippelnden Schrittchen und leicht erhobenen Ärmchen rannten wir alle einmal los, ohne vorher eine Übungsphase gehabt zu haben. Wir konnten laufen, wie die Schwälbchen fliegen konnten, weil unsere Nervenorganisation reif dafür war, und nicht, weil wir es zuvor gelernt hätten. Das geschieht einfach im Sinne unserer genetischen Anlage.

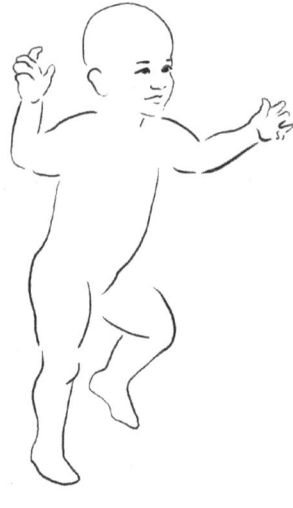

Wir trippelten auf den Ballen los, zeigten also noch deutlich, dass wir eigentlich Ballengänger sind.

Doch leider haben wir alle nur zu bald begonnen, über die Hacken gehen zu lernen. Sie erinnern sich, dass Kinder bis zum Ende des dritten Lebensjahres ausschließlich durch Imitation lernen. Wir lernten also, ein unserer Natur widersprechendes Gang- und Bewegungsverhalten zu imitieren.

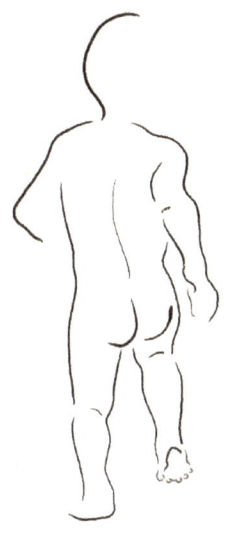

Eltern reagieren auf die ersten freien Schritte der Kinder oft mit einer Übertragung ihrer eigenen Fallangst (siehe auch Kapitel »Landgeburt, Macht – Ohnmacht, Trotzverhalten, sexistische Sozialisation«, S. 91 ff.). Das heißt, sie fürchten, das Kind könnte hinfallen oder irgendwo dagegenlaufen, und so neigen sie dazu, in die ersten Schritte einzugreifen. Damit stören sie unwissentlich die spontane Bewegungsentfaltung des kleinen Ballengängers auf zwei verschiedene Weisen gleichzeitig. Erstens überträgt sich ihre Furcht auf die Psyche des Kindes: Kinder leben noch vollkommen umhüllt im aurischen Emotionalkörper der Eltern; sie fühlen Furcht, ohne zu wissen, dass sie nicht ihre eigene ist. Zweitens reagieren sie mit schnellen »Rettungsbewegungen« und stören die Kinder im Finden ihrer eigenen Balance. Hier wird verhindert, dass das Kind von alleine in den Stand und damit zur Ruhe kommt. Das hat tiefe Auswirkungen auf die letzte Phase unserer Ich-Entwicklung. Tatsächlich können wir so nie zeitgerecht, das heißt in der entsprechenden sensiblen Phase, zu einer vollendeten Ich-Reife heranwachsen (siehe Kapitel »Schwangerschaft, Geburt und ›sensible Phase‹«, S. 87 ff.).

Fallangst, Ego und Über-Ich

Unter Einsatz der Füße als »Fühlfedern« werden wir tänzerisch leichtfüßig und balanciert. So tragen wir mit jedem Schritt eine neue, elastische und fallsichere Aufrichtung in die Welt. Mit dem Hackengang dagegen übten wir ein stetes Fallen auf die Fersen ein. Wir lernten, als statisches Ich schrittweise zu fallen. Die Fallangst, die uns so von Schritt zu Schritt lebenslänglich begleitet, bemerken wir kaum. Wir haben sie nämlich auf eine sehr fragwürdige Weise mit einer Ich-Spaltung kompensiert. Hier entstehen das Ego und das Über-Ich. Durch die reflektorische Verhaltung des Fußes beim Hackengang wird die Balance gestört, die zur statischen Aufrichtung, also zum statischen Ich gehört. Und die bereits vollendete Harmonie der Ich-Reife des einjährigen Stehkindes wird nachträglich verunsichert. Ja, man könnte sagen, dass jeder von uns in der Folge als verunsichertes einjähriges Ich durch die Welt unserer späteren Jahre stakst.

Zur Kompensation dieser Verunsicherung, der Fallangst, sucht das Kind Anlehnung und Halt, indem es sich zwei psychosoziale Illusionsräume einbildet:

1. Indem es sagt: »Ich bin stark wie Superman, ich fühle keinen Schmerz«, bildet es sich das Ego ein. Damit übt es sich im Lügen über sich selbst, denn es ist ja noch nicht so groß und so stark wie Superman oder Papa, und es verdrängt Demütigung und Schmerz. Hier entwickeln sich die Allmachtsfantasien, die das Ego sind. Nun wissen Sie, wie und wozu und wann Ihr Ego entstand. Jetzt ist erstmalig klar, was das Ego eigentlich ist, dessen wir uns – ohne dieses Wissen – so vergeblich zu entledigen suchen. Jetzt können wir seinen Ursprung wirklich orten.

halb des Kulturtrubels als Naturkind und damit Ballengänger aufgewachsen war, konnte er sich spielend leicht in die »große Welt« integrieren, ohne seine soziale Seele je zu korrumpieren. Ist er uns Hackengängern damit nicht um vieles voraus gewesen? In seinem autobiografischen Buch »Der Clown Gottes« beschreibt er sich und die Menschen um sich herum in der für beide Seiten immer unerträglicher werdenden Spaltung zwischen seiner Natürlichkeit und ihrer Künstlichkeit. Er wusste leider noch nichts von GODO.

Das Selbst

An dieser Stelle möchte ich noch etwas zum Selbst sagen. Darüber, was es nun wirklich ist, scheint recht wenig Klarheit zu herrschen. Einerseits suchen wir es alle zu erkennen, ja manche bezahlen sogar sehr viel für die sogenannten Selbsterfahrungsseminare und -workshops; andererseits beschwören wir die SELBSTLOSIGKEIT als einen besonders erstrebenswerten Zustand. Was man sich kaufen muss, das hat man ja wohl nicht. Und da so viele Menschen danach suchen, ist es doch zumindest sehr interessant, herauszufinden, wo wir es vielleicht verloren haben oder wo wir den Weg zum Selbst verpasst haben könnten.

Im Sinne von GODO möchte ich Ihnen hier folgenden Gedanken anbieten: **Nur ein voll entwickeltes Ich ist in der Lage, Integration ins Selbst zu erfahren!** Das heißt: Wenn ein Kind als Ballengänger statt als Hackengänger das dritte Lebensjahr vollendet hat, ist es natürlich ausgereift. Es hat seinen genetischen Plan derart erfüllt, dass es im Lauf des vierten Lebensjahres etwas zu erfahren in der Lage ist, was wir »die Integration des Ichs ins Selbst« nennen können. Es fühlt sich regelrecht gereift, harmonisch und im Gleichgewicht und kann sich jetzt der Welt, dem Ganzen, dem Selbst öffnen.

Im Umkehrschluss müssen wir folglich annehmen, dass ein menschliches Wesen mit der üblichen Hackengänger-Konditionierung sich kaum ganz in diese Welt integriert fühlen kann. Denn auch die Integration ins Selbst geschieht während einer sensiblen Phase (siehe Kapitel »Schwangerschaft, Geburt und ›sensible Phase‹«, 87 ff.), eben zwischen dem dritten und fünften Lebensjahr. Nur während dieser sensiblen Phasen können wir die Entfaltung des Sinnes für das Selbst erfahren. Der Sinn fürs Selbst ist als solcher noch gar nicht erkannt. Haben wir vielleicht deshalb so leicht das Gefühl, aus dem Paradies vertrieben zu sein?

Kreislauf, Emotionalkörper und Emanzipation

Die Themengebiete Emanzipation der Geschlechter, Emotionalkörper und Rücktransport des venösen Blutes zum Herzen hin werden durch GODO ganz neu beleuchtet und in einen noch nie so klar gesehenen Zusammenhang gebracht.

Unter Emanzipation verstehen wir ganz allgemein die Befreiung aus einem Zustand der Abhängigkeit. Bei allem bisher Gesagten kann man sich vorstellen, dass innerhalb unseres Körpers viele Abhängigkeiten aufgrund des falschen Gebrauchs der Füße entstanden sein müssen. In dem hier zu besprechenden besonderen Fall gerät der Blutkreislauf, das Organ des Gefühls- oder Emotionalkörpers, in eine Abhängigkeit, denn durch den falschen Gebrauch des Fußes beim Hackengang schwächen wir den venösen Rückfluss des Blutes zum Herzen. Wie ist das zu verstehen?

Der Kreislauf besteht hauptsächlich aus dem Herzen, den Arterien, den Kapillaren und den Venen. Er ist ein geschlossenes System, das aktiv über die muskelwandigen Arterien das sauerstoffgesättigte Blut in den Körper pumpt, von wo es passiv über die Venen zum Herzen zurückfließt. Es gibt also für den Rückfluss keinen Schub vom Herzen her, und die Venen haben auch keine Muskelwände wie die Arterien. Trotzdem muss das venöse Blut im aufgerichteten Körper gegen die Schwerkraft nach oben fließen.

Auf die medizinische Examensfrage, wie das Blut zum Herzen zurückgebracht werde, muss ein wesentlicher Teil der Antwort heißen: »Durch die Muskelpumpe der Wade.« Durch die Bewegung der Füße wirken wir also aktiv auf unseren Kreislauf ein. Jeder weiß, dass Bewegung zu besserer Durchblutung, besserer Gesundheit und auch zu besserer Stimmung führt.

Die meisten Fitnessgeräte trainieren vorzüglich Beuge- und Streckfunktionen. Eine ökonomisch fließende Bewegung in einem geschlossenen Muskelkettensystem (Körper/Kreislauf) beschreibt aber immer eine gegenläufige Spirale. Diese setzt sich zusammen aus der harmonischen Zusammenarbeit von beugenden und streckenden Muskelkräften (Flexoren und Extensoren) und gleichzeitigen Drehbewegungen um die Knochenachsen, die von nach innen rotierenden und nach außen rotierenden Muskeln (Pronatoren und Supinatoren) geleistet werden.

Den Physiotherapeuten ist dieses ganzheitliche Denken in synergistischen Muskelfunktionen als »Komplexbewegungen« bekannt. Das neuromuskuläre Zusammenspiel wird dabei mit funktionellen Kombinationsbewegungen geübt, um die synaptischen Funktionen (nervöse Überleitungen) entlang der natürlichen Bewegungsmuster wieder anzubahnen. Bei Schlaganfall-Patienten wird z.B. das Führen des Essens zum Mund geübt. Die Begriffe »Muskelpumpe der Wade«, »geschlossenes System«, »synergistische Muskelfunktionen«, »Komplexbewegungen« lassen den Begriff »geschlossenes Muskelkettensystem« in seiner ganzheitlichen Betrachtung im Sinne von GODO nicht erscheinen.

Den zwei verschiedenen Kreislaufschenkeln (Venen/Arterien) haben die alten Chinesen in ihrem Yin/Yang-Denken eine weibliche und eine männliche Qualität zugeordnet. Das Herz kann als die ideale dreidimensionale Verkörperung des Yin/Yang-Symbols, welches inzwischen jeder kennt, gesehen werden. Unser Emotionalkörper besteht demnach aus einem weiblichen (venösen) und einem männlichen (arteriellen) Schenkel. Daraus kann man schließen, dass ein gut funktionierender Kreislauf ein harmonisches Verhältnis von weiblichen und männlichen Energien in unserem Inneren schafft. Wir wissen alle, wie sich bestimmte Emotionen unwillkürlich als Kreislaufveränderungen anfühlen und ausdrücken können. Das Herz-Kreislauf-System reagiert bei Männern wie bei Frauen gleicherweise mit Erröten, z.B. bei Scham, oder mit Blasswerden vor Schreck, mit Herzklopfen, mit Schmetterlingsgefühlen im Bauch. Emotionale Bewegtheit drückt sich also durch Kreislaufreaktionen sichtbar und fühlbar aus. Auch wenn der Blutdruck zu niedrig oder zu hoch ist, wirkt sich das auf unsere Gefühlsstimmung aus. Viele Sprichwörter und Lieder singen vom Herzen, denn unsere Gefühle nehmen wir im Herzen wahr.

Wie gesagt, werden dabei die riesigen Wadenmuskeln zu Blutpumpen. Sie helfen, das venöse Blut gegen die Schwerkraft zum

Herzen zurückzubringen. Damit sie das wirklich effektiv tun, bedarf es der richtigen Bewegungsabläufe in den Füßen. Die zwei Abrollvorgänge des »Ich will« (extrinsisch) am Bewegungsbeginn und des »Ich komme zur Ruhe« (intrinsisch) am Ende jeden Schrittes setzen eine doppelte Muskelpumpe in Gang. Die eine Kontraktion bringt uns vorwärts, die andere dient dazu, die statische Aufrichtung zu sichern. Beide zusammen wirken auf den venösen Rückstrom nicht nur quantitativ verstärkend, sondern auch qualitativ harmonisierend und damit gewissermaßen erlösend.

Noch einmal zusammenfassend: Da die Muskelpumpen beim GODO doppelt und differenzierter aktiviert werden, kann sich venöses Blut nicht so leicht in den Beinen stauen wie beim Hackengang. Der Hackengänger leidet immer an den Folgen einer nur einfachen Muskelpumpe pro Schritt, die beim »Ich will« aktiviert wird. Ein »Ich will« benutzt die extrinsische Muskulatur. Eine zweite Pumpaktion entsteht nur beim Ballengang aus dem Auftreten mit dem Vorfuß und dem folgenden intrinsischen Absenken beim Zur-Ruhe-Kommen. Beim Hackengang wird diese zweite Muskelpumpaktion durch die direkte Landung auf der Ferse nie erzeugt. Hackengehend unterdrücken wir also in jedem Schritt die eine der beiden möglichen Muskelpumpaktionen und schwächen damit den venösen Teil unseres Kreislaufes. Der falsche Gebrauch unseres Muskelkörpers beim Hackengang erzeugt einen Abhängigkeitszustand im venösen, dem weiblichen Anteil des Emotionalkörpers.

Das bedeutet, dass in allen Hackengängern, also in Männern wie in Frauen, die weibliche Gefühlsebene verletzt oder geschwächt ist. Die unterdrückte Weiblichkeit reagiert entweder mit Resignation oder einem immer stärker werdenden Emanzipationsdrang. Hinzu kommt, dass der arterielle, also der männliche Teil unseres Kreislaufs (Emotionalkörpers) allein durch die Aufrichtung in seiner Funktion positiv verstärkt wird, weil das Blut mit der Schwerkraft nach unten, in den größeren Teil des Körpers strebt. Das arterielle, sauerstoffgesättigte, hellrote Blut wird beim aufgerichteten Körper aktiv per Muskelkraft vom Herzmuskel und den muskulösen Arterienwänden in Fallrichtung, also nach unten gepumpt. Derart arteriell übersteuert neigen besonders die Männer dazu, ihr weibliches Emotional zu übersehen und zu verdrängen. Das gibt dem männlichen Anteil in uns einen solchen Vorteil, dass wir gesamtgesellschaftlich zum Machismo in Männern wie in Frauen neigen. Leidet die Welt nicht gerade unter einer Übertreibung männlicher Gefühlsinhalte und unter einem allgemeinen Mangel an sensibler weiblicher Steuerung?

Durch GODO erlösen wir unseren Kreislauf von dieser einseitigen Belastung. Mit Hilfe der harmonischen doppelten Muskelpumpe und der aus ihr über den gesamten Körper kettenförmig auf- und absteigenden, schlängelnden Mitbewegung aller anderen Muskeln erlangen wir auf eine besondere Weise Emanzipation in uns selbst. Die männlichen und die weiblichen Energien finden ihren Ausgleich auf der Ebene unseres Kreislaufs/Emotionalkörpers. Herrscht individuell Harmonie im Inneren, dann können wir davon ausgehen, dass sie sich ganz von allein ins Außen, ins Gesellschaftliche überträgt.

Es hat sich herausgestellt, dass z.B. in Deutschland 30 bis 50 Prozent aller Eheversprechen in Verbindung mit einem Tanzvergnügen gegeben werden. »Tausendmal berührt, tausendmal ist nix passiert«, und plötzlich beim Tanzen, also beim rechten Gebrauch unserer Füße und Muskelketten, beginnen die Augen zu leuchten, und die Herzen öffnen sich füreinander – »und es hat ›Zoom‹ gemacht« (Klaus Lage). Was ist geschehen? Der

Kreislauf von männlichen und weiblichen Energien ist in jedem einzelnen Tänzer harmonisiert. So liebt sich jeder selbst besser und kann nach dem Motto »Liebe deinen Nächsten wie dich selbst« den anderen besser lieben.

Ich möchte hier kurz auf die C.G. Jung'sche Animus/Anima-Konzeption hinweisen. Danach beruht der psychologische Leidenszustand von Männern und Frauen auf einem Mangel an Verwirklichung der jeweiligen gegengeschlechtlichen Seelenanteile. Mit GODO wird die Entstehung dieses Mangels endlich einmal auf einer körperlichen Ebene begreiflich und sehr konkret durch einfachste Selbstinitiative korrigierbar. Aber wie immer führen wohl viele Wege zum Ziel.

So auch z.B. der des Publizisten Franz Alt. Durch eine Midlife-Crisis, die sich ausgerechnet mit Herzrhythmusstörungen, also über das Zentralorgan des Emotionalkörpers, ausdrückte, fand Franz Alt zur Traumanalyse nach C.G. Jung und tief innerlich zu Jesus. Später schreibt er dazu in seinem Buch »Jesus – der erste neue Mann«:

»Die Quelle, aus der ich schöpfe, ist Jesus. Ich habe Jesus als anima-integrierten Mann kennengelernt. Dass die bis heute vorherrschende männliche Verstandeseinseitigkeit alles Weibliche in uns Männern (zum Teil auch in den Frauen) abspaltet, verdrängt, leugnet und damit dämonisiert und verteufelt, macht den eigentlichen Wahnsinn unserer Zeit aus.«

Jesu vollendetes Ich-Bewusstsein entspricht der Auferstehung im Fleische, das heißt, Jesus ist auch Symbol für die gelungen vollendete, die dynamische Aufrichtung. Ich kann mir das nur bei einem Ballengänger vorstellen …

Wie eine Broschüre der DAK (Deutsche Angestellten Kran-kenkasse) zur Venenschulung von 1996 auswies, litten schon damals in Deutschland mehr als 20 Millionen Menschen an Venenerkrankungen. 9 Millionen davon wurden pro Quartal zu Patienten. Wir dürfen annehmen, dass die meisten dieser Lei-denden sich vom Patienten-Dasein hätten emanzipieren kön-nen, indem sie sich durch den Ballengang heilen – oder erst gar nicht erkrankt wären.

Mit GODO geht es also um die Emanzipation – sprich: Har-monisierung, Heilung – im Emotionalkörper, dem aus der Be-wegtheit lebenden Körper. Allein durch Ihre Eigenaktivität via GODO entsteht ein gesunder Kreislauf von weiblichen und männlichen Energien in Ihnen. Sie erleben sich dann in einem Zustand ausgeglichener Emotionalität. Könnte man doch mal so annehmen …

Wer innerlich ausgeglichen ist, kann dem anderen Geschlecht viel freier und bewusster begegnen. So könnten die gesellschaft-lichen Verhältnisse durchgehend verbessert werden als Spiegel der Innenweltverhältnisse jedes selbstverantwortlichen Indivi-duums zum Außen.

GODO zeigt: Der Ballengang mindert den Kampf der Ge-schlechter.

Forschung und Erkenntnisse durch Beobachtung

Die Biomechaniker der Sporthochschule Köln haben unter Prof. Baumann eine Idealkurve der Druckabbildung erarbeitet, die ein gehender Fuß auf der Erde erzeugen müsste. Sie untersuchten dazu verschiedene Spitzensportler, um feststellen zu können, welche Arten des Fußeinsatzes (ballen-, kanten-, fersenbetont) zu höheren Leistungen befähigen. Keiner dieser Sportler erreichte die Idealkurve. Auch bei untrainierten Menschen, die wie üblich über die Fersen gehen, kam niemals das errechnete Bild zustande. Durch schreitendes Gehen im GODO jedoch wird diese Kurve jederzeit erreicht.

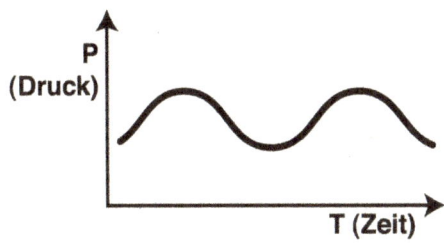

Bereits vor 30 Jahren wurde im Kölner Institut für Biomechanik der Fersenauftritt mit durchschnittlich 50 Kilogramm berechnet. Das heißt, bei jedem Schritt über die Ferse belasten wir unser Skelett mit diesem überflüssigen Gewicht. Rechnen Sie sich bitte einmal aus: 100 Schritte à 50 Kilogramm ergeben 5 Tonnen. Das entspricht in etwa dem Gewicht von zwei Porsche. Als Hackengänger treten Sie also einerseits die Erde und im Gegenstoß sich selbst in den Allerwertesten. Ein Achtzigjähriger hat im Lauf seines Lebens etwa die Gangstrecke von ca. 120 000 Kilometern, also drei Mal um die Erde, zurückgelegt. Das entspricht zufällig dem Gewicht der gesamten Pyramide von Gizeh.

Unter der Leitung von Prof. G. Schumpe, Atomwissenschaftler, Arzt und damaliger Leiter der Biomechanik an der orthopädischen Universitätsklinik am Bonner Venusberg, liefen Untersuchungen der Gangbewegungen unter besonderer Berücksichtigung der GODO-Hypothesen. Mit Hilfe der von ihm entwickelten Anlage zur Ultraschall-Topometrie ist er in der Lage, dreidimensionale Bewegungsbilder auf dem Monitor erscheinen zu lassen. Damit wurden erstmals sehr präzise Aussagen über die Belastungen und Kräfte möglich, die verschiedene Gangbewegungen auf die Gelenke ausüben. Eines wurde bei diesem bildgebenden Verfahren deutlich: Beim Vorfußgang sind die schrittabhängigen Ausschläge des Kopfes in die Vertikale sowie in die Horizontale durchschnittlich über 50 Prozent geringer als beim Hackengang. Das GODO-Bewegungsbild ist also harmonischer und damit in jedem Fall weniger gelenkbelastend. Inzwischen wird diese Erkenntnis in der orthopädischen Praxis von Dr. med. Rainer Lüders (www.medizin-24.de) in Zusammenarbeit mit dem Sportlabor von Thomas Stehle (www.fitexpert.de) weiter erforscht und den Patienten und Sportlern vermittelt.

Einen anderen Blickwinkel auf GODO eröffnen uns die **Spastiker.** Sie leiden bekanntlich an einer geburtstraumatischen Schädigung der Pyramidenbahnen. (Die Motoneuronen werden auch als Pyramidenbahnen bezeichnet. Sie leiten bewusste Bewegungsentscheidungen von pyramidenförmigen Zellen in den motorischen Hirnrindenfeldern in die Glieder.) Die noch intakte Restfunktion dieser Motoneuronen bei den Spastikern zeigt sich unter anderem an einer Spitzfußstellung, die sich damit als das Grundprogramm unserer eigentlichen Gangbewegung ausweist. Das Stehenlernen auf der Ferse ist eine spätere Entwicklungsleistung, zu der die Pyramidenbahnen beim Spastiker nicht mehr in der Lage sind.

DRITTER WISSENSCHAFTLICHER BEWEIS:

Bekannt ist, dass bei einer Querschnittslähmung die Nervenbahnen unterhalb der Verletzungsstelle intakt bleiben. Bewegungsbefehle aus dem Gehirn hören an der Verletzung auf und kommen unten nicht mehr an. Bei einem Versuch mit einem querschnittsgelähmten Patienten ereignete sich etwas sehr Erstaunliches. Durch die Reizung der peripheren Nerven mit Elektroden war es möglich geworden, einen Bewegungsablauf wie beim Gehen zu erzeugen. Der Proband war enttäuscht, weil seine Füße nicht wie erwartet hackengängerisch funktionierten, sondern vorfüßig. Nur für den Hackengang-gewohnten Betrachter war der Gang »fehlerhaft«. Die Muskelketten des genetischen Programms unten konnten die Befehle des Kopfes von oben gar nicht erhalten. Damit ist bewiesen, dass der Hackengang ein Kopfprogramm, ein Eingriff in unsere Ballengänger-Natur ist.

In meiner jahrelangen Praxis konnte ich feststellen, dass sehr, sehr viele Krankheitszeichen verschwinden, wenn der Patient GODO praktiziert. So unglaublich es klingt: Einige **Asthmatiker** konnten sich selbst allein durch die Information, dass der Mensch genetisch gesehen ein Ballengänger ist, von ihren Anfällen heilen, indem sie bei beginnendem Anfall ganz bewusst – also langsam und durchfühlt – einige Schritte GODO schritten. Dadurch wird ihre Atmung wieder frei (siehe auch Kapitel »Die wundersame Heilung eines achtjährigen Jungen«, 130 ff.).

Die deutsche Motopädin Dr. phil. Jutta Schulke-Vandre hat unabhängig von GODO festgestellt, dass wiederholtes experimentelles Rückwärtsgehen die Asthmaanfälle ihrer Patienten selten werden lässt und stark abschwächt. Beim Rückwärtsgehen sind wir alle Ballengänger. Besonders gute Wirkungen erzielt sie, indem sie die Patienten veranlasst, so oft wie möglich die Treppen rückwärts hinunterzugehen.

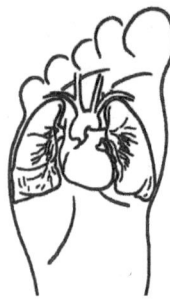

Ich möchte an dieser Stelle auf die bekannten FUSSREFLEXZONEN hinweisen und Sie daran erinnern, dass im Fußballenbereich die Zonen für die rhythmischen Organe Lunge und Herz liegen. Sie werden beim Ballengang wie beim Tanzen regelgerecht angeregt. (Die ersten vier Auflagen dieses Buches trugen deshalb den Titel »GODO – Mit dem Herzen gehen«!)

Wer an einem akuten **Ischias** leidet und keinen Schritt mehr über die Hacke machen kann, dem hilft oftmals die Information, den Fuß locker zu lassen und das Bein schreitend vorwärtszubringen. Durch den nach oben angehobenen Vorfuß werden die Muskeln der Rückseite des Beines gedehnt und der Ischiasnerv gedrückt (Zeichnung rechts). Geht man dagegen wie beim Tanzen mit lockeren Füßen rückwärts, löst sich die schmerzende Fehlhaltung (Zeichnung S. 73). Übrigens empfehlen mittlerweile immer mehr Orthopäden das Rückwärtsgehen bei Hüft-, Knie- und Lendenwirbelbeschwerden.

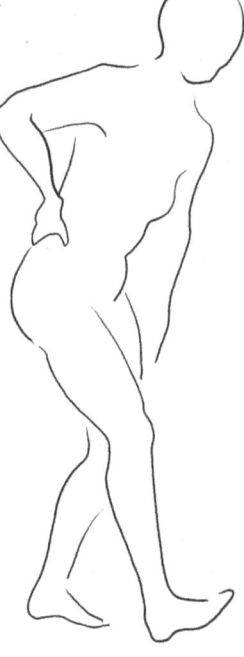

Hier einige Beispiele für die natürliche und unwillkürliche Umstellung zum Ballengang:

Der Leser weiß vielleicht, dass in Afrika sehr viele Inder leben. Bei einem Aufenthalt in Nairobi begegnete mir erstmals der indische Odissi-Tanz. Bei dieser ältesten Tanzkunst wird mit den Händen durch Mudrastellungen die gesamte indische Mythologie dargestellt. Ich war mehrfach beim Training anwesend und konnte beobachten, dass die Tänzer, wenn sie von der Bühne kamen, zunächst noch mehrere Schritte über die Ballen gingen, denn die Füße werden beim Tanzen zu kleinen, expressiven Stampfkanonaden von den Ballen über die Fersen eingesetzt. Auf meine Fragen erklärten sie mir, sie täten dies, um ihre oft schmerzhaft überlasteten Fußgelenke zu lockern. Durch ihre Tanztechnik waren diese Tänzer in den Fußgelenken und Fersen sehr stark sensibilisiert und hatten sich deshalb angewöhnt, die

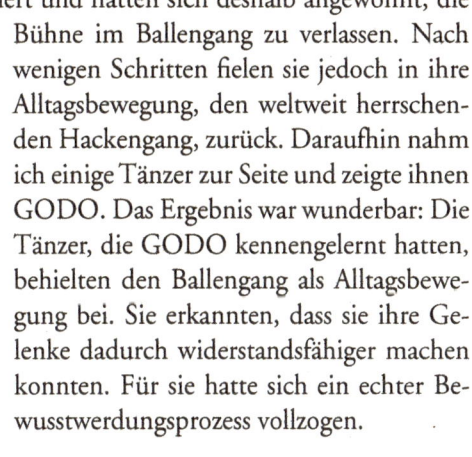

Bühne im Ballengang zu verlassen. Nach wenigen Schritten fielen sie jedoch in ihre Alltagsbewegung, den weltweit herrschenden Hackengang, zurück. Daraufhin nahm ich einige Tänzer zur Seite und zeigte ihnen GODO. Das Ergebnis war wunderbar: Die Tänzer, die GODO kennengelernt hatten, behielten den Ballengang als Alltagsbewegung bei. Sie erkannten, dass sie ihre Gelenke dadurch widerstandsfähiger machen konnten. Für sie hatte sich ein echter Bewusstwerdungsprozess vollzogen.

VIERTER WISSENSCHAFTLICHER BEWEIS:

1986 war ich der Bitte eines Freundes gefolgt, nach San Diego zu kommen. Er hatte dort am eigenen Leib Erfahrungen mit neuesten russischen Biofeedbackmaschinen gemacht, die Dr. Frank Sullyvan in seinem Institut für Hemisphärensynchronisation (Gleichschaltung der elektrischen Abläufe in den beiden Großhirnhälften) benutzte. Dieser Freund kannte damals die Hypothesen des GODO schon seit einigen Jahren. Da er ein sehr kräftiger und erfolgreicher »männlicher« Mann war, konnte er sich nicht dazu überwinden, sich im Ballengang auf der Straße zu zeigen. Doch nachdem er eine von Dr. Sullyvans Biofeedbackbehandlungen hinter sich hatte, erlebte er, wie er automatisch im Ballengang aus der Versuchskammer heraustrat und spielend leicht einen ganzen Tag lang im GODO gehen konnte. Ich reiste mit einer achtköpfigen deutschen Ärztegruppe an, und wir konnten beobachten, dass die meisten Probanden bei gelungener Synchronisation der beiden Gehirnhälften für einige Minuten unwillkürlich über die Ballen gingen. Hier konnte also nachgewiesen werden, dass auch eine gründliche Harmonisierung des Nervensystems den Ballengang spontan hervorbringt.

Muskeltests im Sinne der Kinesiologie setzen eine gewisse grundlegende Hemisphärensynchronisation voraus. Nichtsynchronisierte Patienten sind schwer zu testen. Wie die österreichische Heilpraktikerin Sissi Karz herausfand, lässt sich bei sehr kranken Patienten eine kurzfristige Synchronisation der Hemisphären schon alleine dadurch erreichen, dass die Testpersonen fünf Minuten lang auf der Stelle »marschieren«. Bei dieser Übung kann man nur über die Ballen gehen. Es liegt also nahe, zu vermuten, dass wir die Hemisphärensynchronisation dem speziellen Bewegungsablauf des Ballenganges verdanken.

Einen solchen Test können Sie sich kinesiologisch jederzeit selbst beweisen: Wenn Sie einmal 20 Schritte im Fersengang machen, werden Sie feststellen, dass Sie schwach testen.

Neueste amerikanische Forschungen zur Behandlung von **Depressionen** haben ergeben, dass intensives Treppenlaufen, das ohnehin nur im Ballengang möglich ist, beste Wirkungen zeigt.

Wird Tai-Chi im alten Yang-Stil über die Ballen ausgeführt, mobilisiert es die Lebensenergie besonders gut. Bedauerlicherweise wird dies heute viel zu wenig beachtet. Dasselbe gilt für die wunderbaren Qigong-Übungen.

Es zeigt sich immer wieder, dass mit PNF (Propriozeptive Neuromuskuläre Fazilitation) auf der Liege behandelte Klienten nach dem Aufstehen mehrere Schritte über den Vorfuß machen, meist ohne es selbst wahrzunehmen. Selbst die Behandler bemerkten es erst, nachdem wir sie darauf aufmerksam gemacht hatten. Was passiert hier? Die Behandlungsfolge aus einer Kombination von Berührungsreizen und Komplexbewegungen mit angepasstem Widerstand, die durch den Behandler am Klienten hervorgerufen werden, lösen hirnzentrale Gangbewegungsmuster aus.

»Dieses Überfließen der Aktivität in andere Körperabschnitte wird Irradiation genannt. Man spricht auch von einer gezielten, gangtypischen Irradiation, da die Gesamtbewegungsmuster des Gehens nach der sensomotorischen Entwicklung als Kind im Zentralnervensystem abgespeichert werden.« (http://de.wikipedia.org/wiki/ Propriozeptive_Neuromuskuläre_Fazilitation)
Hier weise ich darauf hin, dass es sich bei den Gangbewegungsmustern um solche handelt, die noch nicht durch Imitation des Hackenganges verändert worden sind.

Wie sieht es bei Urvölkern aus?

Bei einigen Urvölkern ist der Ballengang noch heute zu finden: Während ich – als Zwei-Meter-Mann – den Pygmäen tief gebückt auf ihren fußbreiten Pfaden durch den Dschungel folgte, konnte ich beobachten, dass sie mit kleinen Bewegungen der Fußspitze alle Ästchen vom Pfad entfernten, dann tastend den Vorfuß aufsetzten – und somit unter dieser Bedingung Ballengänger sind. Das entspricht in gewisser Weise dem Pirschen der Jäger, soll es bei diesen doch vor allem das Knacken von Ästchen verhindern.

Der Autor Christopher McDougall berichtet in seinem berühmten Buch »Born to Run – Ein vergessenes Volk und das Geheimnis der besten und glücklichsten Läufer der Welt« von den unglaublichen Laufleistungen der Tarahumara. Sie laufen im Ballenlauf barfuß oder in ganz altmodischen ungedämpften, flachen, billigen Turnschuhen mehrere Marathonstrecken hintereinander durch die mexikanische Wildnis. Waren die Tarahumaras früher Ballengänger?

Bei den Indianern ist der Grundschritt, mit dem sie ihre Powwows tanzen, immer erst ein Antippen der Erde mit der Fußspitze und dann ein ballenbetonter Schritt. Aus der GODO-Perspektive betrachtet, sieht es so aus, als wollten sie mit diesen Tänzen ganz bewusst auf den Ballengang hinweisen. Dabei ist sich der heutige Indianer dieser Bedeutung nicht bewusst, obwohl zum Beispiel aus Carlos Castanedas Beschreibung vom »Gang der Kraft« in »Die Reise nach Ixtlan« bekannt geworden ist, dass die ballenbetonte Übung des intensiven »Auf-der-Stelle-Trippelns« eine schnelle Fortbewegung möglich macht, die einen Menschen sogar bei völliger Dunkelheit heil und vor allem auch sehr schnell durch unwegsamstes Gelände trägt.

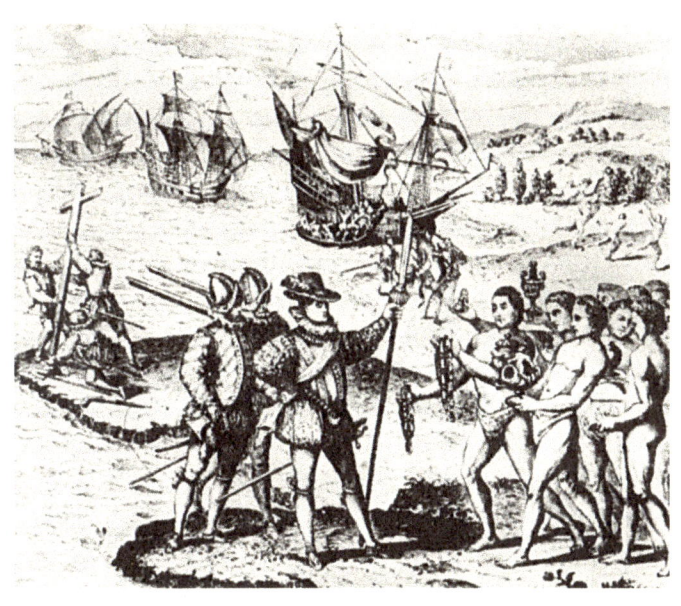

Bei den Aborigines, die keine Ballengänger mehr sind, gibt es während heiliger Einweihungsriten die Auflage, die Erde nicht mit der Ferse zu berühren.

Clemens Kuby berichtet in seinem Buch «Unterwegs in die nächste Dimension» von den Todas, einem kleinen südindischen Volksstamm von nicht einmal tausend Menschen. Als Vegetarier sind sie mit den wilden Büffeln eine Symbiose eingegangen, indem diese ihnen ihre Milch schenken. Sie kennen keine Angst, sie haben keine Religion und sie fühlen sich reich. Sie gehen »barfuß über die Wiesen ihrer Umgebung, denn sie wollen nicht mit Schuhen in das Essen ihrer Geschwister treten«. Sie gehen elegant, schnell und »führen den gestreckten Fuß ganz dicht über den Boden und belasten ihn vom Ballen zur Ferse. Dadurch spüren sie besser, wohin sie treten. Und biegen alles, was vom Boden hochsteht, sanft zur Seite, bevor sie ihr Gewicht darauf setzen. Befindet sich ein Tier auf ihrem Weg, das sie nicht rechtzeitig bemerken, spüren sie es mit den Zehen und können dadurch den Fuß leicht zurückziehen oder mit ihm darüber hinwegsetzen, weil ihr Gewicht noch auf dem anderen rückwärtigen Fuß lastet.«

Wir von den sogenannten zivilisierten Stämmen reagieren nur noch auf sehr unebenen Böden spontan mit dem Ballengang. Wie schon erwähnt, sind unsere Füße mit fortschreitender Sesshaftigkeit und auf den geglätteten Böden »eingeschlafen«. Allerdings lebt der ballenbetonte Einsatz der Füße im Ballett, im Tanz, beim Sprinten, beim Boxen, beim Treppensteigen und beim Pirschen in uns allen. Dies sind besonders dynamische Bewegungen. Auch unsere Freude drücken wir aus, indem wir uns auf die Ballen erheben. Wenn ein Kind gerne mitkommen will, trippelt es vor Aufregung.

Dagegen ist der Hackengang eher hart, fest, steif und roboterhaft. Genau besehen gehen wir auf unseren Fersenbeinen wie auf Krücken. Tritt man ausdrücklich mit der Ferse auf, dann möchte man seine Wut zeigen oder mit wilder Entschlossenheit dagegen sein. Am schrecklichsten ist der zum Marschieren perfektionierte Hackengang. Die Erfahrung, die wir als Hackengänger machen, lässt uns den »harten Aufschlag« mit den Fersen derart fürchten, dass wir nichts Gutes von glatten Böden erwarten. Hier eine kleine Erkenntnis: Als GODO-Praktizierender macht es außerordentlich viel Spaß, den hoch polierten Steinböden in Kirchen und Bankgebäuden oder ganz einfach dem glatten Straßenbelag zu begegnen.

Entwicklungsgeschichtliches

Reptilienhirn und Fersenbein

Die Form des menschlichen Fersenbeins verdient nun auch noch eine besondere Betrachtung, denn außer bei uns finden wir nur beim Krokodil einen Fersenbeinknochen von gleicher Gestalt. Das ist entwicklungsgeschichtlich und genetisch eine völlig unbeachtet gebliebene Tatsache. Ausgerechnet an der Basis unserer Aufrichtung hat ein 500 Millionen Jahre altes Krokodil-Gen Gestalt angenommen und macht unsere evolutionäre Verwandtschaft mit den Reptilien überdeutlich.

Als Darwin unsere Verwandtschaft mit dem Affen bewies, war das ein Schock für das Selbstverständnis der Menschen. Der Vatikan hat bezeichnenderweise erst Ende 1996 die Evolutionstheorie anerkannt. Erst seitdem haben sich »Vorfußlauf-Theoretiker« auf den Plan begeben. Heute wissen wir, dass Mensch und Schimpanse zu annähernd 99 Prozent identische Gene haben.

Wie viel Wahrheit mag in dem Vergleich des Menschen mit dem großhirnlosen Krokodil liegen, dem ausschließlich das Stamm- und Riechhirn zur Verfügung steht? Die Hauptaufgabe des Stammhirns erschöpft sich in der Verwaltung von Überlebensprogrammen: Fressen, Saufen, Fortpflanzung, Kampf, Flucht und Schlaf bzw. Totstellreflex. Dieses Reptiliengehirn, der evolutionär älteste Hirnteil, das Stammhirn, liegt immer noch an der Basis unseres heutigen Gehirns. Es hat in uns die gleichen

Funktionen wie beim Krokodil. Es wird, wie im Folgenden beschrieben, durch den Hackengang irritiert und damit in einem gestressten Zustand gehalten.

Das Krokodil benutzt sein Fersenbein im Hackengang, horizontal kriechend. Nur bei der Paarung steht es gelegentlich aufrecht. Dann *steht* es aber nur – und geht nicht! Uns Menschen dient das Fersenbein normalerweise zum festen Stand. Es ist unser »Steh-Bein«.

In diesem Zusammenhang möchte ich Sie noch einmal an die FUSSREFLEXZONEN erinnern, denn ausgerechnet in der Mitte der Fersen liegen die Zonen für Hoden und Eierstöcke. Indem wir die Fersen hackengehend missbrauchen, irritieren wir mit jedem Schritt (50 Kilogramm) die Sexualorgane. Der Volksmund-Kundige ahnt es schon: Der Hackengänger »geht sich also selbst auf die Eier«. Außerdem stauchen wir mit dem Rückstoß in unser Becken die Gelenke (Hüften und Lendenwirbelsäule) derart, dass die Beckenorgane (Darm und Fortpflanzungsorgane) oft unzureichend und unregelmäßig durchblutet und innerviert werden. Das führt zu einer widersinnigen Gleichzeitigkeit von Erregung und Blockade im Ge(h)schlechts-Bereich. Liegt darin vielleicht eine Erklärung für das so häufig ge(h)störte Verhältnis zu unserer Sexualität und zu unserem gesamten Unterkörper?

Auf zwei völlig verschiedene Weisen wirkt sich der Hackengang einerseits auf unser Bewegungsverhalten und damit auf unser gestisches Erscheinen in der Welt aus und andererseits auf unser inneres Welterleben. Letzteres betrifft die sehr wahrscheinliche Wirkung des Hacken-Stoß-Echo-Effektes auf unser Reptiliengehirn (Stamm- und Riechhirn). Dieser Hirnteil heißt auch Hirnstamm und liegt im Wirbelkanal am Übergang der Halswirbelsäule in den Kopf, wo wir jeder überflüssigen und unphysiologischen Belastung besonders ungeschützt ausgesetzt sind (»Nackenschläge«).

Die »Ich will – ich will nicht«-Gestik der Unentschiedenheit gegenüber der Erde erzeugt in der Hackengängerpsyche eine stehende Welle der Ambivalenz. Auch damit wird eine dauernde unterschwellige Irritation des Stammhirns erzeugt, diesmal von der Kommandozentrale Großhirn gesteuert. Die aus diesen Irritationen folgende Organisation der Verhältnisse zwischen Stamm- und Großhirn drückt sich vor allem in einem Sozialverhalten aus, das auf reptilischem Niveau stehen geblieben zu sein scheint, nämlich dem Glauben an Orgasmus-fixierten Sex, an übermäßiges Essen und Trinken sowie an Kampf- und Fluchtmechanismen als den scheinbar wesentlichsten und völlig legitimen Grundlagen fürs Überleben. Wir entschuldigen das als Selbsterhaltungstrieb. Eine interessante, tantrische Herangehensweise an den Versuch, diesen Konflikt zu meistern, kann der Leser bei Barry Long in dessen Buch »Nur die Angst stirbt« finden.

Das irritierte Stammhirn mit seinen mechanisch ablaufenden Überlebensprogrammen reagiert bei Stress so total, dass ein Kind wie eine Furie, beinahe wie ein wildes Tier wirken kann. Die so irritierten Kinder sind ruppig und fahrig. Sie reißen alles an sich oder stoßen es von sich, sie schlagen sogar ohne Grund um sich. Das führt unwissende Eltern immer wieder dazu, mit härtesten Erziehungsmaßnahmen zu reagieren. Dadurch wird das Kind aber nur gebrochen oder seine Widerstandsprogrammierung verstärkt, und dann wundert man sich, warum es »völlig verwildert«. Hier werden die Ursachen für Fress-, Sauf- und Sexsucht sowie für Aggressivität und Schreckhaftigkeit der heutigen Erwachsenenwelt zu suchen sein.

Man kann vermuten, dass das, was wir »Erziehung« nennen, wirklich nur eine – scheinbar notwendige – Reaktion ist, mit der wir versuchen, den überschießenden Impulsen aus der hackengang- und fallangstbedingten Stammhirnirritation zu begegnen. Das würde heißen, dass das Großhirn via Erziehung lernt, sich bei der Bewältigung dieser Irritation zu engagieren, damit wir mit den Irritationen des Stammhirns (über-)leben können. Als sein Kontrolleur, sein Dompteur macht sich das Großhirn in Wirklichkeit letztlich zum Sklaven des Stammhirns. Vielleicht benutzen wir auf diese Weise nur die von Albert Einstein vermuteten zehn Prozent unseres Großhirns!? Vielleicht fällt es uns deshalb so schwer, uns weniger reaktiv zu verhalten? Vielleicht schaffen wir auf diese Weise jene Umwelt, die unser Sein bestimmt bzw. in überflüssigen Grenzen von Tabus, Moral und Kontrolle hält?

Ob es uns wohl ein wenig versöhnen kann, jetzt endlich zu wissen, dass wir ein Großteil unseres allzu unmöglichen Verhaltens nur der Tatsache zu verdanken haben, dass wir uns mit dem Gebrauch des Fersenbeins auf die Ebene des Krokodils begeben und dass uns die einfache Umstellung vom Hackengänger zum Ballengänger aus dieser Misere befreien könnte? **GODO zeigt: Ballengang befreit auch von Aggressionen.**

Gang und Sprache

In der französischen Sprache, die starke lateinische Wurzeln hat, heißen sowohl das Gelenk also auch die Aussprache »articulation«.

Mit dem dritten Lebensjahr sind 95 Prozent unseres organischen Gehirnwachstums abgeschlossen. Durch Gang und Sprache werden wir zu funktionsfähigen Menschen. Nun sollten Sie aber wissen, dass Gang und Sprache dieselben Nervenbahnen benutzen, die Motoneuronen, die man auch als Pyramidenbahnen bezeichnet. Sie leiten einerseits die Willensentscheidungen und bringen sie über Bewegungen zum Ausdruck; andererseits sind sie ein wenig bekanntes Sinnesorgan, nämlich das Wortsinn-Organ. Gehen und Sprechen und die sogenannte bewusste Atemkontrolle entwickeln sich dabei parallel. Der physische Stress, den das Erlernen des Hackengangs und das lebenslängliche Gehen in dieser »Gang-Neurose« erzeugen, wird durch den psychischen Stress der in jedem Schritt wiederholten widersprüchlichen Gestik (Ich will – ich will nicht) im wahrsten Sinne des Wortes »zwangsläufig« verstärkt. Die Pyramidenbahnen, die Motoneuronen und Organ für den Wortsinn in einem sind, werden durch den Hackengang schwer belastet. Wir merken das nicht direkt, weil wir alle den gleichen Defekt haben, den wir mit »Babbeln« und Smalltalk und wildem gegenseitigem Anschreien betreiben. Sehen wir uns aber unsere menschengeschaffenen Weltverhältnisse an, dann könnten wir uns doch – nach allem, was wir hier gehört haben – viele Zivilisationszustände leicht damit erklären, dass sie auf einer unendlichen Kette von Missverständnissen beruhen, die in unser Nervensystem hineintrainiert und damit konditioniert wurden und ins Unbewusste abgesunken sind.

Die motorischen Nervenbahnen, auch Pyramidenbahnen und Motoneuronen genannt, sind die längsten Nervenbahnen in unserem Körper. Bisher wurde nur gelehrt, dass sie die Bahnen unseres motorischen Willens sind. Über sie bestimmen wir, was wir mit unseren Händen und Füßen, aber auch mit unseren Kopfgliedern, den Kiefern und der Zunge, machen. Wenn sie, wie das beim Hackengang abläuft, dauernd einen widersprüchlichen Impuls weitergeben müssen, wirkt sich das nicht nur auf unser Verhältnis zur Welt aus, sondern auch auf die zweite Eigenschaft dieser Nerven. Sie dienen ja, wie gesagt, auch noch als ein weniger bekanntes Sinnesorgan, als Organ für den Wortsinn. Man kann sich die Pyramidenbahnen, die von den pyramidenförmigen Zellen in der Hirnrinde über das Rückenmark bis in die Zehen reichen, wie die Saiten auf einem Instrument, z.B. einer Gitarre, vorstellen. Dann kann man leicht nachfühlen, was es bedeutet, wenn ein Gitarrenwirbel verstellt ist. Man hat dann zwar eine Gitarre mit Saiten, aber sie ist verstimmt. Sie klingt unharmonisch. Sie ist sinngestört. Das Gleiche gilt für unser Körperinstrument und dessen Saiten, die Pyramidenbahnen, unser Wortsinn-Organ. Das Erlernen der Sprache geht mit dem erlernten Anheben – Reflexion – im Fußgelenk einher. Seitdem wir denken können, tun wir das mit einem gestörten Wortsinn-Organ. Mit der allgemeinen Sprechgewohnheit verlieren wir die Sensibilität für diese Sinnstörungen. So fragt man im Deutschen: »Wie geht's ?« Keiner scheint zu merken, dass diese Frage immer einen Vorgang meint (»Wie geht das – z.B. das Anbringen eines Brettes an der Wand?«). Im GODO-Verständnis würde man fragen müssen: »Wie gehst du?«, oder: »Wie geht dein ES?«

Zu Ihrer Unterhaltung – zu »Babbeln«, siehe oben – hier ein kleiner biblischer Ausflug, auf den mich meine Recherchen mitgenommen haben: Wer weiß, ob die babylonische, die Stadtkultur-Geschichte mit dem Zusammenbruch des Turmes, nicht den Zusammenbruch des menschlichen Körpers vom Ballengänger zum Hackengänger meinte, sodass die Menschen in der Folge davon in verschiedenen Sprachen auseinanderliefen, weil ihr Wortsinn-Organ mit der hackengängerischen Fehlbelastung der Pyramidenbahnen und der Fehlhaltung des gesamten Körperinstrumentes eine Sinnstörung erlitt?

Durch die Praxis des Ballenganges kann sich die vom Hacken-gang erzeugte Belastung der Pyramidenbahnen wieder auflösen. Das bringt die Meridiane bis in die Zehen zum Fließen. Me-ridiane sind nach Auffassung der traditionellen chinesischen Medizin die energieleitenden Bahnen in unserem bioelektro-magnetischen Körper. Diese waren bisher besonders in den Fußgelenken gestaut, die wohl nicht umsonst »Fesseln« heißen. Sie sind von der überflüssigen, widersinnigen und gewohn-heitsmäßigen »Ich will nicht«-Geste und dem »Tock-tock« am stärksten betroffen. Der Hackengänger lebt also, meist ohne es zu merken, energetisch auf Sparflamme. Die Füße sind wie ab-geknickt – und so ist auch unser Ge(h)fühl der Verbundenheit mit der Energie der Erde. Die Lähmung betrifft zugleich unsere Zunge, die als Fuß unseres Herzens gesehen werden kann, der zwischen den Zähnen wie in einem Tempel mit 32 Säulen tan-zen möchte. Die in der Kindheit erlernte Nationalsprache stellt nur einen Ausschnitt des ursprachlichen Gesamtpotenzials dar, in dem sich unsere Zungen gebärden könnten. Deshalb können wir uns nur innerhalb unserer Sprachraumgrenzen miteinander »fair-ständigen«. Das heißt, wir Menschen neigen dazu, an den Sprachgrenzen den Kontakt zueinander zu verlieren. Das kön-nen wir überbrücken, indem wir »mit Händen und Füßen re-den«. Wehe, wenn wir dabei wie zufällig Schwerter und Stiefel tragen. Spätestens an dieser Stelle werden Sie gemerkt haben, dass GODO, der Ballengang, mehr ist als eine rein physische Umstellung.

GODO zeigt: Wir dürfen annehmen, dass ein Kind, das nie zum Hackengang verführt wird, kaum je an Störungen seiner aufrechten Körperstruktur, der Energieversorgung und auch nicht an psychischen Störungen leiden wird.

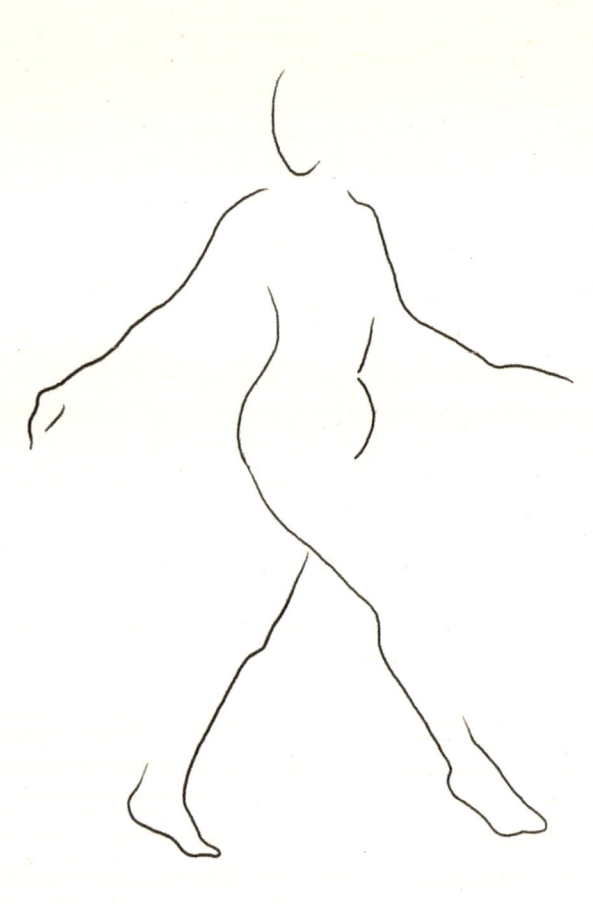

Schwangerschaft, Geburt
und »sensible Phase«

Sie können sich jetzt sicherlich schon vorstellen, wie außerordentlich bedeutungsvoll und wichtig der Ballengang für werdende Mütter, ihre zukünftigen Kinder und das Verhältnis zwischen den beiden ist. Im Grunde sind zukünftige Mütter die wichtigsten Ansprechpartner für das Thema GODO. Sie sollten sich schon vor der Schwangerschaft, spätestens aber vor dem vierten Monat, zum Ballengang entschieden haben. Denn sie erhalten sich damit die Elastizität der Beckenbodenmuskulatur, was zu weniger Dammrissen und einer schmerzärmeren Geburt führt. Stellen Sie sich nur vor, wie beim Hackenstoß in jedem Schritt der Beckenboden sich reaktiv verkrampft, damit die immer schwerer werdende Frucht nicht herausfällt. Das trainiert den Beckenboden auf eine neurotisierende Weise, bei Druck von oben mit Festhalten zu reagieren. Wenn nun die Wehen die Frucht austreiben wollen, hält der Beckenboden sinnlos und schmerzhaft dagegen. Das erschwert die Geburt für Mutter und Kind, außerdem kann es einen unbewusst bleibenden Beziehungskonflikt zwischen den beiden erzeugen, der möglicherweise lebenslänglich wirkt (siehe Kapitel »Landgeburt, Macht – Ohnmacht, Trotzverhalten, sexistische Sozialisation«, S. 91 ff.). Darüber hinaus darf man annehmen, dass das Ungeborene schon durch seine frühe Fähigkeit, zu hören, die Ballengangbewegungen des »Mutterschiffes« erlauschen könnte, anstatt dem Knochenklang des Hackenganges ausgeliefert zu sein.

Das **Innenohr** ist ein dreifältiges Sinnesorgan. Es ist etwa in der fünfzehnten Woche der intrauterinen Entwicklung ausgereift und verbindet sich nun in der sechzehnten und achtzehnten Woche mit seinen zentralen Hirnrindenfeldern. Es ist das erste und offensichtlich wichtigste Sinnesorgan und umfasst die drei Sinne **Hören, Gleichgewicht und Schwerkraft.** Diese gehören sehr eng zusammen. Wenn bei ihrer Vernetzung mit dem Großhirn etwas »schiefgeht«, hat das lebenslängliche Folgen. Die in dieser »sensiblen Phase« eintreffenden Informationen werden zu einer Art Software, die für alle weiteren diese Sinne betreffenden Konditionierungen grundlegend ist. Wer dazu wissenschaftlich Interessantes lesen möchte, dem seien Bücher von Alfred Tomatis empfohlen (siehe Literaturverzeichnis). Wer mehr zu Literarischem neigt, lese einen Text von Joachim E. Berendt (dto.).

Im Mutterleib werden also wichtige Weichen gestellt, die die Entwicklung des Gang- und Sprachverhaltens und damit die Grundlagen unserer balancierten Kommunikationsfähigkeit für das ganze Leben mitbestimmen. Dr. A. Jean Ayres, die sich mit der psychomotorischen Integration von Kindern beschäftigt, sagt dazu: »Der Gleichgewichtssinn formt die Grundbeziehung, die ein Mensch zur Schwerkraft und seiner physischen Umwelt hat« (»Bausteine der kindlichen Entwicklung«).

Man nennt die Zeit zwischen der sechzehnten und achtzehnten Woche die **»sensible Phase« der Gehörsinn-Entwicklung.** Jetzt nimmt der Embryo das Gangverhalten des »Mutterschiffes« über das Ohr wahr, denn seine drei Sinne Gehör, Gleichgewicht und Schwerkraft sind nun voll entwickelt. Das Tocktock-tock aus der Knochenkette der über die Hacken gehenden Mutter überträgt sich direkt in die Gehirnprogrammierung des Embryos. Der Biocomputer des ungeborenen Ballengängers wird mit einem Hackengang-Engramm (fest eingeschriebenes Programm) versehen. Damit schleicht sich ein Fehler ein, der das Ganzheitsgefühl, die Integration des Individuums nachhaltig stört.

Zum besseren Verständnis dessen, was hier passieren kann, seien an dieser Stelle Versuche erwähnt, die man vor nunmehr 40 Jahren an jungen Kätzchen vornahm. Sie wissen sicherlich, dass Kätzchen mit geschlossenen Augen geboren werden und sie erst nach vierzehn Tagen öffnen. Man wollte wissen, was passiert, wenn man den Kätzchen die Augen vor deren Öffnung verbindet und erst nach weiteren vierzehn Tagen die Binden abnimmt ... Die Kätzchen waren unheilbar erblindet, obwohl sie gesunde Augen und ein gesundes Gehirn hatten. Man hatte verhindert, dass sie in der einzigen Zeit, die ihnen nach ihrem genetischen Programm für das Sehenlernen zur Verfügung stand, die Verbindung zwischen Auge und Gehirn bahnen konnten. So entdeckte man die »sensible Phase«. Alle Entwicklungsschritte finden in solchen genetisch vorbestimmten Zeiten, den sensiblen Phasen, statt. Wir wissen heute noch längst nicht genug darüber. Nachweisbar jedoch ist, dass in den Minuten und Stunden um die Geburt herum Tausende solcher Prägungsmomente liegen. Was hier versäumt und gestört wird, kann nie wirklich nachgeholt werden.

GODO zeigt: Bewegen Sie sich während der Schwangerschaft leichtfüßig, geschmeidig, tänzerisch schreitend in der Muskelkette, dann tragen Sie auch leichter aus.

Die übliche **Landgeburt** erzeugt weitere Störungen unseres ballengängerischen Selbstverständnisses. Wir kommen nämlich als Frühgeborene zur Welt. Erst mit dem sechsten nachgeburtlichen Monat sind wir voll entwickelt. Säugetiere unserer Entwicklungsstufe – wie Affen, Pferde oder Kühe – werden reif geboren, deshalb können sie gleich nach der Geburt aufstehen und sich voll bewegen. Wir würden erst nach achtzehn Monaten diese Reife erreicht haben. Dann aber wäre unser Kopf wegen der schnellen Gehirnentwicklung zu groß für die Beckenöffnung.

Interessant ist, dass unter Wasser geborene Kinder – im Gegensatz zu uns Landgeborenen – sich schon ab dem sechsten bis achten Lebensmonat allein aufrichten und bald mit dem Gehen beginnen. Viele Mütter erschrecken bei dieser Aussage, weil sie unter der unruhigen Krabbelphase ihres Kindes besonders gelitten haben. Sie brauchen aber nicht zu erschrecken, denn das frühe Aufstehenkönnen hat mit einer besseren Bewegungsintegration zu tun. Die soziale Umgebung wird also weniger mit der oft so anstrengenden Krabbelphase des »mobilen Ichs« belastet.

Bei der üblichen Landgeburt (Frühgeburt) ist unser Organismus den Schwerkraftverhältnissen, denen er so abrupt ausgeliefert wird, noch nicht gewachsen. Die Kinder reagieren verkrampfend oder erschlaffend unter dem plötzlichen Schwerkrafteinfluss. Sie kennen sich einfach nicht mit Schwerkraftverhältnissen aus. Jede Bewegung unter dieser völlig neuen Bedingung ist ihnen fremd. Sie haben keinerlei Kontrolle über sich. Bedenken Sie nur, wie prägend und für das gesamte Leben bestimmend solch eine Verunsicherung in der perinatalen Zeit werden kann.

Mit einer **Wassergeburt** werden Geburtsschock, Kälteschock, Gleichgewichtsverlust und Orientierungsstörungen weitestgehend umgangen. Wir landgeborenen Kinder – die meisten von uns wurden ja nicht unter Wasser geboren – machten unseren ersten Atemzug in einen nicht nur vom Geburtsprozess, sondern vor allem von der plötzlichen Einwirkung der Schwerkraft extrem gestressten Körper hinein. Das Wasserbaby dagegen hat in der Schwerelosigkeit, die unter Wasser herrscht, die Zeit und Möglichkeit, alle Glieder gelenkig-frei zu bewegen. Es kann erst einmal sein Gleichgewicht, seine geordneten Körperverhältnisse und damit sich selbst wiederfinden, bevor es an der Wasseroberfläche seinen ersten Atemzug in einen dann schon entspannten Organismus hinein machen kann.

Übrigens hat man festgestellt, dass die Landgeburt bei 91 Prozent aller Kinder zu Halswirbelverschiebungen führt (KISS-Syndrom), die sich später nur bei 30 bis 50 Prozent selbst korrigieren. Bisher haben verschiedene Chirurgen und Geburtshelfer daraus gefolgert, dass man diesem »Unglück« mit einem Kaiserschnitt zuvorkommen könne und solle. Offensichtlich haben diese Ärzte niemals gesehen, wie sich die Wasserbabys in der Schwerelosigkeit der Wasserschleuse verhalten und was sie dort erleben. Die Wasserbabys schauen sich nämlich gleich mit offenen Augen um und renken sich so selbst die Halswirbel ein. Sie sind sowieso viel seltener ausgerenkt, weil Hebammen und Geburtshelfer kaum in das Geburtsgeschehen eingreifen müssen.

Hier noch einige ergänzende Anmerkungen zu den beiden Hauptgeburtsformen und deren Auswirkungen auf unsere Lebendigkeit.

Landgeburt, Macht – Ohnmacht, Trotzverhalten, sexistische Sozialisation

Landgeburten in der Hocke, im Liegen und in allen Arten von Geburtsstühlen sind auch bei der »sanftesten« Geburt eine sehr konfliktreiche erste Begegnung mit der Materie, der Schwerkraft und der Atmosphäre. Sie können bekanntlich ein überstarkes Geburtstrauma auslösen. Eine solche Geburt und die damit verbundene unfallartige Begegnung mit der Materie stellt einen Schock dar, der selten ganz aufgelöst wird. Er wirkt wie eine Verletzung, die später im Hackengang ständig nachhallt. Die stressende Verzerrung, die dieser Nachhall im Bindegewebe, dem Träger unserer Gestaltvorstellungen, bildet, belastet den gesamten Organismus lebenslänglich in steigendem Maß. Unser Bindegewebe wird als ganzkörperübergreifendes Organ kaum so ernst genommen und in seiner Bedeutung erkannt, wie ihm das eigentlich zusteht. Sie kennen es alle. Es ist genau das, was Sie nicht an Ihrem Fleischstück haben wollen, deshalb schneiden Sie es als Sehne heraus oder ziehen es als Muskelhäute ab und werfen es in den Mülleimer. Auch der Student im anatomischen Sektionskurs reinigt die Muskeln der Leichen säuberlich von den Muskelhäuten, damit die Präparate ordentlich aussehen. Das Bindegewebe durchfließt und umfängt alle Organe wie ein Netzwerk. Es besteht aus einfachen, ursprünglichen Zellen, welche auf eine ganz andere Weise elektrisch leitend wirken als die Nervenbahnen. Die Nerven sind wie Autobahnen, und das Bindegewebe ist wie die grüne, hoch kommunizierende Natur. Nerven leiten von A nach B. Das Bindegewebe dagegen weiß immer in allen seinen Teilen gleichzeitig, wie es um uns steht. Es ist der Träger allen Formbewusstseins und aller Form, von der Haut bis in die Knochen. Es bildet die Organkapseln und durchwächst alle Organe. Es formt die Blutgefäß-Schläuche und sogar die Blutkörperchen und zu alldem stellt es auch noch die Zellen der Immunabwehr. Sogar die Blutgerinnung hat mit dem Bindegewebe zu tun, denn die Fibrinfäden, die netzartig im Blutstropfen aufschießen, wenn es mit Sauerstoff in Berührung kommt, sind bindegewebigen Ursprungs. Es konstituiert gewissermaßen unseren Körpertempel und damit die Gestaltvorstellung, die wir von uns selbst haben. Ich nenne es den Träger unserer Körpervorstellungsmuster.

Geburtstrauma und Hackenstöße sowie alle Verletzungen werden im Bindegewebe als Verhärtungen und verschiedene Arten von Narbenbildungen abgespeichert. Diese Gestaltvorstellungen, die anstelle von fließenden Möglichkeiten sich verfestigen, werden sozusagen zu inneren Gefängnissen und bestimmen unser Selbstwertgefühl. Hier nochmals zu Ihrer Erinnerung: Der Hackenstoß, der uns pro Schritt etwa 50 Kilo an Übergewicht simuliert, summiert sich innerhalb eines 80-jährigen Lebens auf das Gewicht der großen Pyramide von Gizeh, die wir wie der berühmte Atlas persönlich auf unseren Schultern bzw. in unserem Bindegewebe abgespeichert tragen. Dieses Gewicht wird in uns zu einer Art Gestalt, die ich als den »Ge(h)-Wicht« bezeichnen möchte. Übrigens ist der berühmte »Teufel« tatsächlich nichts anderes als eine bindegewebige Echogestalt, die aus dem Hackenstoß in uns entsteht. Unter zusätzlichem Stress projizieren wir diesen »Teufel« auf unsere Mitmenschen oder wir malen ihn, wie man so sagt, an die Wand. In Wirklichkeit ist es der harte Kern unseres Ego und unseres Über-Ichs und damit des so schwer zu verwaltenden Masseproblems.

Beim Hackengehen wird die Harmonie des Gleichgewichtsgefühls durch die Verhaltung des Fußes, der Geste des Ich-will-nicht-fühlen, Ich-will-nicht-wollen, gestört. Bei jedem Schritt entsteht unbewusste Fallangst, wodurch das statische Ich verunsichert wird. Sie erinnern sich: Gegen dieses Gefühl der Verunsicherung sucht sich das Kind im psychosozialen Raum Anlehnung und Halt, indem es »Segel« in Form von »psychischen Eselsohren« ausbildet, die wir als Über-Ich und Ego bereits erkannten (siehe Kapitel »Gang und Ich-Entwicklung«, S. 52 ff.). Beide Gestalten sind nur Einbildungen, entsprechen also nicht der individuellen Wahrheit: Sie sind eigentlich nur frühe Kompensationen der Fallangst, die bei der Landgeburt durch die Zähigkeit des Beckenbodens und die plötzliche Einwirkung der Schwerkraft erstmals entsteht und dann mit dem Hacken-Gehenlernen von Schritt zu Schritt durch die Balancestörung und das »Fallen« auf die Ferse bestätigt wird. Diese Angst, ein inneres Gefühl von Chaos, das zutiefst in jedem Hackengänger schwelt, drückt sich schließlich in unserem gesellschaftspolitisch oft übertriebenen Ruf nach Sicherheits- und Ordnungsinstitutionen aus. (In der Psychologie nennt man ein Verhalten »kompensierend«, wenn man Minderwertigkeitsgefühle durch Vorstellungen oder Handlungen auszugleichen versucht, die das Bewusstsein der Vollwertigkeit und Sicherheit erzeugen sollen. Eine Not wird mit einer Tugend kaschiert.)

In diesem Zusammenhang einige Anmerkungen zum Verhältnis Macht – Ohnmacht: Bisher neigt man dazu, Ohnmacht als Produkt von Macht zu sehen. Mir scheint es zumindest sinnvoll, einmal den anderen Weg der Betrachtung zu gehen: Macht als Kompensation von Ohnmacht (eigentlich weiß das schon jede Frau bzw. die gestörte Weiblichkeit in Männern wie in Frauen).

Wann in unserem Leben sind wir am mächtigsten? Solange wir noch unter einem Jahr alt sind und weder unseren Körper überall hinbewegen noch uns sprachlich mitteilen können, beherrschen wir die Auslösung von Pflegeinstinkten und damit beherrschen wir die Erwachsenen. Andererseits bedenke man einmal, wie unendlich machtvoll uns die Eltern erscheinen mochten, die – des Hackenganges und der Sprache mächtig – sich »frei« bewegen konnten.

Wenn wir insbesondere während der ersten Monate, aber auch noch über das Krabbelalter hinaus von unseren Eltern nicht ausschließlich getragen werden – wir sind nämlich sogenannte Traglinge, wie Jean Liedloff in »Auf der Suche nach dem verlorenen Glück – Gegen die Zerstörung unserer Glücksfähigkeit in der frühen Kindheit« nachweist –, dann bekommen die Schritte der Erwachsenen eine extreme Bedeutung. Die Hackengangschritte erzeugen Vibrationen im Raum, die dem Kind in der Wiege das Kommen oder das Weggehen der Zuwendung anzeigen. Das kann das Drama des Verlassenwerdens hervorrufen und psychotisiert zu einem gewissen Grade jedes Kind. Diese Psychose entspricht dem Konflikt Macht – Ohnmacht. Während die Eltern die scheinbare Macht der Fortbewegung besitzen, steht dem die frühkindliche Bewegungsohnmacht gegenüber. Dem Kind prägen sich die Geräusche der Schritte ein. So werden die Verhaltensmuster für ein ganzes Leben entworfen. Sobald seine Nervenorganisation zum Gehen reif wird, wird es versuchen, sich genauso wie die Erwachsenen zu bewegen, denn dann, so muss es glauben, hat es die gleiche Macht wie die Eltern.

Im dreijährigen Kind, das nun glaubt, gehen und sprechen zu können, übersetzt sich schließlich die beim Hacken-Gehenlernen körperlich eingeübte Gestenfolge »Ich will – ich will nicht« in den psychischen Machtausdruck, den wir als das Trotzverhalten kennen. (Bitte lesen Sie dies zweimal!)

Dazu eine kurze Erklärung: Das Trotzkind verwendet das »Ich will – ich will nicht« vollkommen willkürlich und testet damit die Reaktion seiner Eltern. Diese fällt je nach Geschlecht von Kind und Elternteil situationsbedingt verschieden aus. Was Papa dem Töchterchen erlaubt, wird von der Mutter ganz anders beantwortet, und wieder ganz anders werden die scheinbar gleichen Wünsche und Verweigerungen bei einem männlichen Kind beantwortet.

Was derart in die Wege geleitet wird, verstehe ich als sexistische Sozialisation. In einem emotional, weil kreislaufgestörten, stammhirnirritierten und im Trotz befangenen Hackengängerkind erzeugt das ein wirres Geschlechtsrollenverständnis. Dies passiert während des vierten Lebensjahres. Statt das »unge(h)stört« ausgereifte Ich ins Selbst integrieren zu können, tauchen wir nolens volens trotzend in die ödipal-sexistische Kulturerziehungsneurose unserer Vorfahren ein. Ich vermute, dass Psychologen beim Lesen dieses Textes die Luft anhalten. Ich kann nur sagen: Vergessen Sie das Ausatmen nicht!

Die ersten drei Lebensjahre und die übrige Zeit unseres Lebens werden offensichtlich in zwei verschiedenen Bewusstseinsräumen mit unterschiedlichen Bezugssystemen abgespeichert. Im ersten Raum sind wir ausschließlich imitierend auf die Welt eingegangen. Im zweiten Raum befinden wir uns im Reflex eigenwilligen Umgangs mit der Welt. Hier liegt die Antwort auf Ihre Frage (aber vielleicht hatten Sie ja gar keine Frage), wie es überhaupt sein kann, dass niemand vor GODO auf die Tatsache aufmerksam wurde, dass wir eigentlich Ballengänger sind. Wir erinnern uns bezeichnenderweise zumeist nur bis zum dritten Lebensjahr zurück. Erst ab dieser Zeit machen wir sprechend und gehend mehr und mehr selbst erzeugte Erfahrungen, die eine Erinnerungsspur in uns legen, mit der wir uns schließlich als Person identifizieren. Damals haben wir sehr angestrengt begonnen, uns als echte Mitglieder der Gesellschaft, als soziale Personen zu begreifen. Und wir haben dabei unsere ersten drei Lebensjahre immer mehr vergessen.

Die bewusste Loslösung von einer solchen Sozialisation und die Annäherung an einen Begriff vom Selbst ist, wie Sie sich inzwischen vorstellen können, für einen Hackengänger mit seinem ewigen »Ich will – ich will nicht« nur schwer zu bewältigen. Erstaunlich schnell und gründlich wirken Methoden wie das Rebirthing nach Leonard Orr oder auch das Holotrope Atmen nach Stanislav Grof, die uns mit der Erinnerung an unseren ersten Atemzug in Verbindung bringen können.

Wassergeburt

Heute hat man bereits weit führende und sehr positive Erfahrungen bei Wassergeburten gemacht. Sie haben sich für Mutter und Kind durchgängig als viel weniger traumatisch erwiesen. Dadurch wird das Mutter-Kind-Verhältnis von Anfang an weniger stressbelastet sein. Die meisten Geburtshelfer jedoch sehen bisher vor allem die Vorteile für die Mutter (geringere Schmerzen), haben aber die Bedeutung des Aufenthaltes in der Wasserschleuse für das Neugeborene noch nicht in vollem Umfang erkannt und nehmen es meist zu früh aus dem Wasser.

Im Wasser hat der Mensch nur ein Sechstel seines Körpergewichts. Die gesamte Muskelspannung, mit der wir den Körper in der Schwerkraft außerhalb des Wassers balancieren müssen, löst sich. Auch die Beckenbodenmuskulatur entspannt sich. Dadurch leistet die Gebärende dem Geburtsgeschehen weniger Widerstand. Die im Kampf gegen die Schwerkraft eingesetzte Muskelaktivität wird durch das Wasser aufgehoben. Der muskuläre Beckenboden wird elastischer. Auch verschwindet eine psychische Barriere, die jede Mutter unbewusst dagegen aufbaut, ihr Kind, ihr Innerstes (Kind, Blut, Wasser) schutzlos in ein völlig fremdes äußeres Milieu zu entlassen (Luft, Materie, Schwerkraft, Licht, Kälte).

Das Kind entwickelt unter Wasser – vor dem ersten Atemzug – spontan freie Eigenaktivität und kann seine Körperglieder in allen Gelenken schwebend harmonisch entfalten. Es kann seinen Kopf schwerelos bewegen, kann sich umsehen und sich erinnern, dass es aus der Enge in eine größere Weite innerhalb des gleichen und warmen Elementes, in dem es neun Monate verbrachte, geraten ist. Dadurch entsteht körperliche und geistige

Harmonie, das heißt Integration noch vor dem ersten Atemzug. Erst nach einigen Minuten im warmen, weiten Wasser – noch immer versorgt über die Nabelschnur – kommt das Kind an die Wasseroberfläche und macht nun seinen ersten Atemzug in einen völlig bewussten und entspannten Körper hinein. Ein solches Kind lernt schon mit sechs Monaten zu stehen und in Folge früher zu gehen als das landgeborene Kind. Diese Aussage mag erschreckend klingen, weil dadurch möglicherweise die Wirbelsäule zu früh mit der Aufrichtung belastet wird. Hier muss man wissen, dass die in der Wasserschleuse sich erholende motorische Integration – bewiesen durch die Erhaltung des Schreitreflexes – diese Leistung ermöglicht und auch zeitgerecht hervorbringt.

Wie mir Hebammen aus der Wassergeburtenpraxis berichteten, bleibt der Schreitreflex bei unter Wasser geborenen Kindern bis zum Gehenlernen erhalten. Bei landgeborenen Kindern verschwindet der Schreitreflex schon nach sechs Wochen. Ich halte dieses Verschwinden für ein Einschlafen und nicht für ein Reifezeichen. Das Überdauern des Schreitreflexes weist auf eine ungestörte motorische Integration hin. Wir Landgeborenen mussten wirklich wieder gehen lernen, nachdem unser Schreitreflex bereits nach der sechsten Lebenswoche eingeschlafen war. Inzwischen wissen wir, dass wir auch unsere angeborene Fähigkeit, schwimmen zu können, vergessen, sofern uns nicht möglichst früh in den ersten Wochen, jedenfalls vor Ablauf des ersten Lebensjahres, das inzwischen bewährte Babyschwimmen ermöglicht wird. Der Glottisreflex (Tauchreflex) – automatischer Verschluss der Atemwege durch den Kehldeckel – funktioniert reflexartig mindestens vier Monate lang bis maximal zum Ende des ersten Lebensjahres, weshalb kein Kind in dieser Zeit ertrinken kann.

Zusammenfassung der Vorteile der Wassergeburt

Mutter:

1. Im Wasser hat die Gebärende nur ein Sechstel ihres Körpergewichtes. Das führt zu einer vollkommenen Entspannung aller Muskeln. So können sich keine den Geburtsverlauf hemmenden Muskelverspannungen im Stütz- und Halteapparat und vor allem nicht in der Beckenbodenmuskulatur aufbauen.

2. Schon wenn eine Gebärende die Füße in warmes Wasser stellt, reduzieren sich die Wehenschmerzen deutlich. Im körperwarmen Ganzkörperbad verlieren sich etwa 80 Prozent der Wehenschmerzen. Die einzelnen Wehen können mit ihren entsprechenden Pausen leichter ausgehalten werden. Sie führen nicht zur krampfenden Mitbeteiligung der übrigen Körpermuskulatur, laufen nur im Uterus ab.

3. Die Mutter ist in dem Moment, in dem das Kind da ist, nicht so erschöpft wie nach einer Landgeburt. Sie kann das Neugeborene mit all ihren Sinnen vollkommen wach und entspannt begrüßen.

4. Aus den verschiedensten Gründen passieren 50 Prozent weniger Dammrisse.

5. Es werden weder Infektionen noch Ertrinken beobachtet.

6. Mütter, die schon zweimal mit Kaiserschnitt entbunden hatten, entbinden beim dritten Kind im Wasser in den allermeisten Fällen problemlos. Sogenannte Risikogeburten,

wie die gefürchteten Steißgeburten, verlaufen »schwerelos«. Schon der halbgeborene kindliche Körper schwimmt bzw. schwebt im Wasser, anstatt aus dem Geburtskanal herauszuhängen und möglicherweise die Halswirbelsäule zu belasten, was im Landgeburtsprozess zu großer allgemeiner Angst im Kreissaal führt.

Kind:

1. Stellen Sie sich vor, wie es für den heranwachsenden Fötus im Uterus immer enger wird, je näher die Geburt herankommt. Danach erfolgt zusätzlich der Durchtritt durch das »Nadelöhr«, den Geburtskanal. Stellen Sie sich nach dieser Beengung das Freiwerden im großen Wasser vor. Das neu geschlüpfte Wesen benutzt den großen Raum der Wasserschleuse, um sich in der gewohnten Schwerelosigkeit auszudehnen und sich frei zu bewegen, wobei sich alle Verrenkungen, z.B. der Wirbelsäule, und Belastungen im Bindegewebe lösen können. Die Enge ist überstanden. Es hat sich gelohnt! Dieses Gefühl nimmt das Kind mit in den ersten Atemzug. (»Angst« und »Enge« haben denselben lateinischen Wortursprung!)

2. Geringere Geburtsbelastung, weil das Kind beim Durchtritt weniger gegen den Widerstand der muskulären Verspannungen des Beckenbodens der Mutter anarbeiten muss.

3. Das warme Wasser wird zu einer idealen Übergangsschleuse. Das Kind kommt in ein ihm bekanntes Element, wo es sich an sich selbst und damit auch an sein Werden im Mutterleib erinnern kann, bevor es den ersten Atemzug im neuen, unbekannten Luftelement macht. So verliert es den

Anschluss an seine Herkunft nicht. Bei der Landgeburt ist die Welt zu plötzlich vollkommen anders – Luft, Schwerkraft, das Angefasst-Werden und die Füllung der Lunge sowie der Umschwung der Kreislaufverhältnisse –, so anders, dass aller Wahrscheinlichkeit nach ein Zustand retrograder Amnesie, das heißt ein schockerzeugtes Vergessen, entsteht. Dies ist ganz offensichtlich typisch für uns alle, die wir so geboren wurden. Bedenken Sie nur, wie schwer es Ihnen fällt, sich an die Zeit im Bauch Ihrer Mutter zu erinnern. Ohne eine Rückführung kommen Sie da kaum hin. Die meisten Menschen behaupten gar heute noch, dass eine solche Erinnerung ganz unmöglich sei, obwohl es schon genügend Beweise dafür gibt.

4. Da das Kind die Augen bereits im Wasser öffnet, wird es nicht gleich der ganzen Grelle des Lichtes ausgesetzt, und die Augen sind nicht dem Schock durch die Verdunstungskälte an der Luft ausgeliefert. So kann das Neugeborene ungestört im Wasser umherblicken und eine erste Orientierung finden – was es sehr ausgiebig tut, falls man ihm genügend Zeit unter Wasser lässt. Im Wasser wiegt der Kopf des Babys nicht so schwer wie an Land. Es kann ihn von Anfang an frei bewegen und sich ganzkörperlich entfalten. (Erinnern Sie sich dagegen an die oft schmerzverzerrten Gesichter landgeborener Babys, und fühlen Sie nach, wie sehr diese der plötzlich alles beherrschenden Schwerkraft ausgeliefert sind. Ihr Köpfchen muss vom Geburtshelfer gehalten werden.)

5. Da das Kind nicht gleich an die Luft kommt, entsteht kein Atemreflex. Der Glottisreflex sorgt dafür, dass der Kehldeckel geschlossen bleibt, damit kein Wasser in die Lungen kommt. Das Kind wird weiter über die Nabelschnur mit

Sauerstoff versorgt. Das hat den Vorteil, dass es schwimmend und schwerelos den Schock des auch unter diesen sanften Bedingungen noch immer relativ belastenden Durchtrittes durch den Geburtskanal »überleben«, das heißt sich reintegrieren kann, bevor es den ersten Atemzug macht. Das Kind findet sein körperliches Gleichgewicht, seine körperliche Ordnung wieder und ist damit bereits wieder integriert; es hat den Schock überwunden, wenn die Luft zum ersten Mal seine Lungen füllt. (Bei der Landgeburt atmet das Kind in einen noch vom Kälteschock beherrschten und völlig der unbekannten Schwerkraft ausgelieferten, verdrehten und gestressten Körper hinein. Die extrem vielfältige Belastung bei der Landgeburt kann unser Schicksal als lebenslänglich geburtstraumatisch gestörte Wesen »besiegeln«.)

6. Die ersten Berührungen, die das Baby unter Wasser durch Menschenhände erfährt, sind viel zarter als bei der Landgeburt. (Wie deutlich zum Beispiel das feste Zupacken eines Geburtshelfers Engramme setzen, das heißt Erinnerungsmuster erzeugen kann, zeigte sich bei einer erwachsenen Person, die sich einem Rebirthing unterzog und dabei für kurze Zeit riesige dunkelblaue Abbilder der Geburtshelferhände auf den Unterschenkeln aufwies.)

7. Die früheste Mutter-Kind-Beziehung beginnt sanfter.

8. Warmes Wasser und Geduld erzeugen eine sehr viel bekömmlichere Atmosphäre für die Geburtssituation, als alle Bedingungen der Landgeburt sie je erbringen können.

9. Die Kinder entwickeln mehr Eigenaktivität im Geburtsverlauf.

10. Steißlagen machen weniger Probleme, da der vor dem Kopf geborene Körper vom Wasser getragen schwebt.

11. Die Kinder zeigen oft auch durch die Art ihres ersten Schreiens, dass sie viel zufriedener sind.

12. Die viel frühere Entwicklung zum Stehen (ab dem sechsten Monat) ist ein Beweis für die ungebrochene Gleichgewichtsentwicklung. (Bei der Landgeburt können wir nie so weich aufgefangen werden wie durch das Wasser. Wir fallen, der plötzlichen Schwerkraft ausgeliefert, ohne Orientierung in harte, wenn auch noch so geschickte Hände. Außerdem ist ein Neugeborenes sehr glitschig, weshalb die Hände es viel zu fest anpacken, um es vor dem Fallen zu bewahren. Unser Gleichgewicht und damit unser im Bindegewebe gespeichertes harmonisches Körpermuster geht verloren und hinterlässt ein verzerrtes Körperselbst. Unter diesen schlechten Bedingungen machen wir den ersten Atemzug.)

Leider verhindert unser Gesundheitssystem wegen seiner Abrechnungsmodalitäten, dass mehr Kinder ins Wasser geboren werden. Die Wassergeburten werden nämlich als »natürliche Geburt« abgerechnet, und dafür gibt es eben kaum Geld, während Kaiserschnitte, Episiotomien, Wundversorgungen und Bettenbelegungen ein vielfältiges Honorar in Rechnung stellen lassen.

Der Wasseraffe

An dieser Stelle möchte ich Ihnen einige Informationen über die Wasseraffentheorie nach Prof. Alister Hardy, der ein Leben lang in Oxford lehrte, geben. Er sagt sinngemäß: Wären wir in unserer Evolutionsgeschichte – nachdem wir schon Affen geworden waren – nicht schon einmal für eine lange Zeit zu einem Leben im und am Wasser gezwungen gewesen, dann wären wir wahrscheinlich noch heute genauso wenig genetisch mit einem aufrechten Becken und mit flossenartigen Füßen begabt wie unsere Vettern, die Landaffen. Nach Prof. Hardys Auffassung stammen wir von einer afrikanischen Menschenaffenart ab, die vor zehn bis fünf Millionen Jahren auf kleinen Inseln zu leben gezwungen war. Zu Anfang dieser Zeit, am Ende des Miozäns, überschwemmte das Meer große Flächen des nordafrikanischen Kontinents. Die Rücken des Danakil-Gebirges bildeten die Inseln, auf denen unsere Vorfahren fünf Millionen Jahre lang gefangen blieben. Die Inseln ließen es nicht mehr zu, dass unsere Vorfahren wie gewohnt große Wanderungen zur Nahrungssuche im Pflanzenreich unternehmen konnten. Plötzlich waren sie überall von Wasser umgeben. Das zwang sie zur Nahrungsaufnahme aus dem Wasser. Irgendwie gelang es ihnen, sich anzupassen und zu überleben, obwohl sie ursprünglich keine sehr guten Schwimmer waren. Dabei kam ihnen zugute, dass während dieser Periode die Wassertemperaturen der Meere um einige Grade höher waren als heute.

Welche Kräfte auch immer im Spiel gewesen sein mochten, um schließlich jenen Mutanten zu schaffen, der unser direkter Vorfahr ist: Nur am und im Wasser hatte er eine Nische zum Überleben. In der Savanne wäre ein solcher Mutant nicht überlebensfähig gewesen. Die allgemein bekannte Savannen-Theorie, nach der wir den aufrechten Gang in der Savanne erworben haben sollen, ist schlichtweg sinnlos. Das können Sie sofort einsehen, wenn Sie sich nur einmal vorstellen, dass ein Affenbaby mit Menschenfüßen keine Greiffüße mehr hat, um sich im Fell seiner Affenmutter festzuhalten. Zusätzlich zu seiner relativen Frühgeborenheit, Unreife und Haarlosigkeit hätte ein solches Kind einen viel zu schweren Kopf gehabt. Das alles hätte es nie überleben lassen. Erst Millionen Jahre später konnte er die Savanne als Lebensraum erobern.

Diese Aussage wird so manchem »Wissenschaftler«, der die Savannen-Theorie immer noch verbreitet (und das sind die meisten), ein Gruseln über den Rücken schicken. Schade, dass die wenigen, die die Savannen-Theorie überwunden haben und sich für eine wassernahe Entwicklung des heutigen Menschen starkmachen, letztlich Prof. Alister Hardy verleugnen, das heißt nicht zitieren. Für solche Vergehen werden Politikern ihre Doktorate aberkannt.

Im Wasser brachten ihm seine besonderen Anlagen nur Vorteile vor den anderen Affen. Eine Äffin aus einer Affenfamilie, die (vor 7,5 Millionen Jahren) bereits seit 2,5 Millionen Jahren auf kleinen Inseln, also dicht am warmen Wasser lebte, hatte an Land Schwierigkeiten, sich so tief zu entspannen, dass sie ein Mutantenbaby mit einem sehr großen Kopf gebärend loslassen konnte. Sie ging zum Gebären ins Wasser. Das kleine Mutantenbaby glitt ins Wasser, und seine besonderen Anlagen – genau das, was es von den anderen Affen unterschied – machten es zum Wasseraffen: Die Fettschicht unter seiner Haut, die die anderen Affen nicht haben, gab ihm Auftrieb und schützte es zugleich vor Auskühlung. Sein aufrechtes Becken ermöglichte es ihm, sich getragen vom Wasser flach auszustrecken. Das war der Beginn der schwerelosen Aufrichtung. So fiel die Aufrichtung leicht, und sie ermöglichte auch noch ein geschickteres Schwimmen im Stil der Delfine. Dieses sowie der flossenähnliche Fuß und der entgegengestellte Daumen machten den Wasseraffen zu einem besseren Schwimmer und geschickteren Fischer und zu einer sehr imponierenden Erscheinung an Land. Er konnte besser im Delfinstil schwimmen und den Fischen besser in die Kiemen greifen.

Wie schon gesagt, haben wir im Wasser nur ein Sechstel unseres Körpergewichtes. Das ließ den Mutanten Mensch – bei täglich bis zu sechzehn Stunden unter solch idealen Lebensbedingungen im Wasser – sehr entspannt an Land kommen. Ein so aufrecht dem Wasser entsteigender »Affe« erhielt dann auch noch den Respekt aller anderen Affen, die auf seine Aufrichtung wie auf sein Imponiergehabe reagiert haben mussten. Bei den Affen ist das Imponiergehabe hormonell bedingt und damit zwanghaft und nur vorübergehend, während der Wasseraffe eine genetisch bedingte freie Aufrichtung hatte.

Sehr interessant ist auch der Gedanke, dass wir nur durch eine Lebensphase im und am Wasser zu der für den Spracherwerb nötigen Atemkontrolle kommen konnten. (Sehr viel mehr darüber können Sie in Elaine Morgans »Kinder des Ozeans« nachlesen.)

Wahrscheinlich sind alle Mutanten, die eine weniger komplexe und anpassungsfähige Variante waren, umgekommen. Deshalb erscheint es mir möglich, dass wir das berühmte »missing link« selbst sind. Dann wären wir Nachfahren einer besonders gelungenen Mutation dieses ersten Wasseraffen.

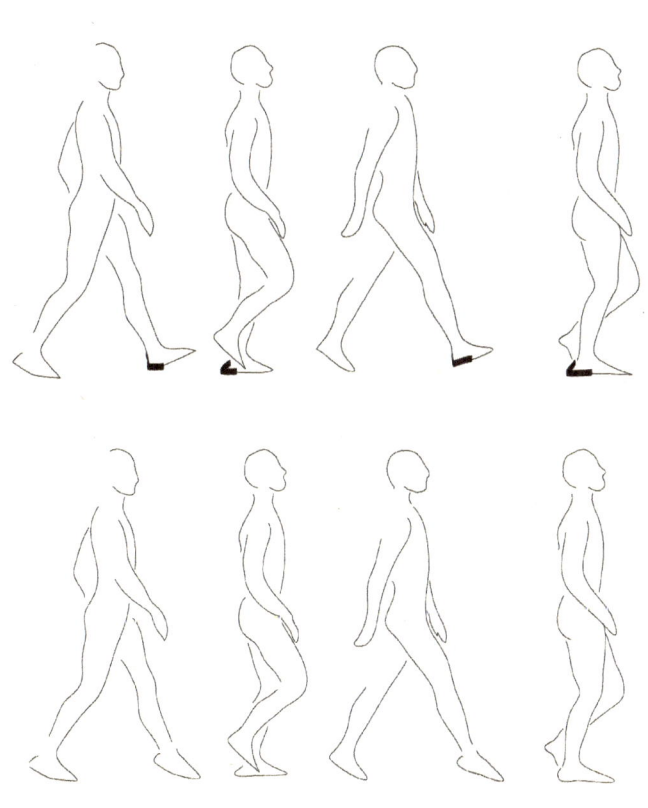

Füße, Mode und GODO

*H*ier nur einmal eine Kostprobe zum Allgemeinwissen über die Füße. Gerd Heinz Mohr schreibt in seinem »Lexikon der Symbole«:

»Fuß. Als das Niedrigste am Menschen, seine Verbindung mit der Erde, hat der F. eine uralte magische Bedeutung, die sich besonders in seiner rituellen Entblößung (vgl. Mesopotamien, Kreta, Gallien) zeigt. Der Opfernde [...] entblößt seinen F., um die doppelte Beziehung zu Himmel und Erde darzustellen. Für den chaldäischen Priester symbolisiert die Fußentblößung (pars pro toto) eine Form der Hierogamie [d.h. Verschmelzung mit dem Heiligen]. Von da aus werden die häufig dargestellte Entblößung der F.e des Mose am Sinai (2. Mose 3,5) sowie das bei den [Muslimen] übliche Ablegen der Fußbekleidung beim Betreten einer Moschee als Bekundung totaler Offenheit und Empfänglichkeit für die göttliche Machtoffenbarung bedeutsam, ebenso die Fußwaschung, die Jesus an den Jüngern vollzieht (Joh. 13), und der Auftrag an die Apostel und siebzig Jünger (Matth. 10,10; Luk. 10,4), barfuß in die Welt zu gehen.«

Lotosfüße

Folgende Geschichte begann in China um das Jahr 1000 n. Chr. und endete erst dank der Kulturrevolution 1920 durch gesetzliches Verbot. Noch immer gibt es im heutigen China einige

Hundert Frauen mit solcherart verstümmelten Füßen, die zudem auch noch sehr stolz auf ihre »Lotosfüßchen« sind. Sie leben noch immer im Geiste einer vergangenen Zeit. Die letzte Fabrik für die dazugehörigen Schuhe wurde erst vor wenigen Jahren geschlossen.

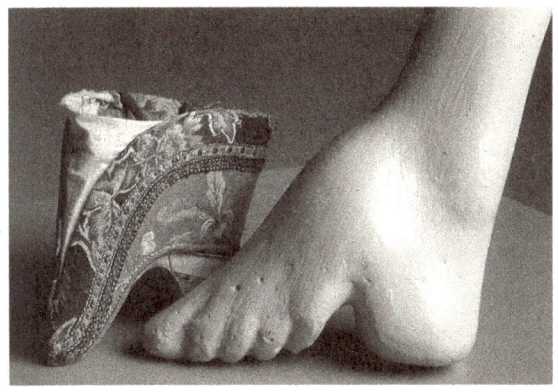

Fast 1000 Jahre lang also bestand die Unsitte, Mädchen im Alter von vier bis acht Jahren die Füßchen derart einzubinden, dass sich schließlich die Zehen mit den Vorfußballen bei der Ferse befanden und die erwünschten »Lotosfüße« entstanden. Der Mittelfuß, das Fußgewölbe und somit die Bewegungsfunktionen verschwinden dabei völlig. Der knöcherne Fuß wird total verkrüppelt. Ein entsetzlicher Leidensweg zugunsten eines Schönheitsideals.

Kurioserweise waren es die Frauen selbst, die zuerst Gefallen an diesem Ideal fanden. Da hatte es nämlich 1500 Jahre früher, also um 500 v. Chr., einmal eine chinesische Kaiserin gegeben, an die sich die Frauen Chinas erinnerten. Sie wollten ihr möglichst gleich sein. Was die chinesischen Frauen nicht wussten, war, dass diese Kaiserin mit Klumpfüßen geboren worden war und man dazumal aus ihrem Geburtsfehler ein Schönheitsideal gemacht hatte, indem man von ihren »kleinen entzückenden Lotosfüßen« sprach. Die Frauen der herrschenden Klasse, die sich nur wenig zu bewegen brauchten, weil sie für alles Bedienstete hatten, waren es, die diese Tortur sich selbst und ihren Töchtern antaten. Nach 1500 Jahren, während derer die winzigen Füße der Kaiserin kaum einer anderen Frau von der Natur »gegönnt« worden waren, begannen sie aus reinem Imponiergehabe, sich selbst zu verstümmeln. Den Männern gefiel es, dass ihre Frauen nicht weglaufen konnten, und sie genossen das Ansehen, wenn ihre Frauen wegen ihrer ganz besonders niedlichen Lotosfüßchen, von mehreren Dienerinnen gestützt daherkommend, großes Aufsehen erregten. Ein pervers nostalgischer Emanzipationsakt. Schließlich hat die Kulturrevolution tatsächlich die Füße der Frauen befreit.

Die Geschichte der Hackenmode

Es gibt eine sehr merkwürdige Verbindung zwischen der chinesischen Unsitte, die Füße einzubinden, und dem Beginn des Balletts in Europa – und von diesem zur heutigen Absatzmode: Ausgerechnet dem wilden Dschingis Khan und dessen Naturverbundenheit als König eines Reitervolkes verdanken wir letztlich die Entdeckung des Balletts. Um die Sensibilität eines solchen Pferdekenners zu verstehen, muss man wissen, dass das heutige Pferd aus einem etwa schäferhundgroßen, vierzehigen Urpferd hervorging. Es evolutionierte also vom Vierzeher zu jenem wunderbaren, einhufigen Zehenspitzengänger, dessen

Milch der menschlichen Muttermilch am ähnlichsten ist. Dem mongolischen Reiterfürsten Dschingis Khan wurde es in der Nähe eines Landes wie China, das seinen Frauen die Füße zu verkrüppeln begann, zu eng. Er musste den chinesischen Lotosfußkult zutiefst verabscheuen. Abgesehen von seiner gefürchteten Grausamkeit war er ein großer Genießer. Er suchte sich unter den eroberten Frauen die schönsten und größten aus. Viele Bewerberinnen stellten sich auf ihre Fußballen und -spitzen, um größer zu wirken und ihm dadurch aufzufallen. Einer Legende nach soll daraus die Idee des Balletts entstanden sein.

Gesichert ist dagegen folgende Ballett-Entstehungsgeschichte. Um 1250, nachdem Dschingis Khans Riesenreich längst zerfallen war, zogen noch Theater spielende Mongolengruppen durch ganz Europa. Bei einer Vorführung ihrer stark auf den Ballen getanzten folkloristischen Reitertänze am Hof der Medici sprang eine der Prinzessinnen ganz von Sinnen auf und rief entzückt: »Balleo! – Ich tanze!« Diese Medici reiste nach Paris und soll dort erstmalig das »Ballett« entwickelt haben. Sehr langsam verbreitete sich die dadurch freigesetzte Energie und erzeugte eine Art Euphorie unter dem Volk, die sich in Reigentänzen äußerte.

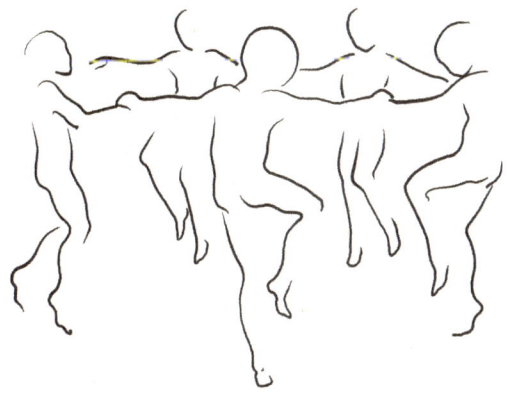

Diese wurden zuletzt auch in den Kirchen getanzt, was den Vatikan dazu bewog, die so beliebten Reigentänze per konziliarischem Beschluss um 1550 ganz zu verbieten. Achtzig Jahre später, mitten im Dreißigjährigen Krieg, verbot die Kirche ebenfalls durch ein Konzil auch das Ballett selbst. Sie verbannte es für siebzig Jahre bis 1700 von allen öffentlichen Bühnen. In dieser Zeit war es ausschließlich in südfranzösischen Jesuitenklöstern »zur Beobachtung« erlaubt. Wussten die Jesuiten um den Wert und die Kraft des Ballenganges? Noch 1730 wurde Mozart von königlicher Seite gerügt, weil er in seiner Oper »Die Hochzeit des Figaro« ein Ballett eingearbeitet hatte.

Einige besonders wache und kritische Zeitgenossen unter den Adeligen und Reichen reagierten auf das Ballettverbot, indem sie einen signalroten acht bis zwölf Zentimeter hohen Absatz an ihren Schuhen trugen, den sie als Protest gegen die verlorene Funktion verstanden. Sie trugen diese »Prothese«, wenn sie mit ihren Kutschen durch Europa fuhren. Die wenigsten Menschen begriffen deren Bedeutung. So wurde der Protest als Mode missverstanden. Erst seitdem gibt es Absätze. (Diese Information beruht auf einer Recherche entlang der Querverweise des Großen Brockhaus von 1956.)

Wussten Sie, dass es erst seit dem 19. Jahrhundert rechte und linke Schuhe gibt? Mit dem Untergang des Römischen Reiches verschwand das Wissen, die Schuhe unterschiedlich zu machen. Im 17. Jahrhundert arbeiteten die Schuhmacher den Lederschuh über einen symmetrischen Leisten für beide Füße. Und haben Sie schon einmal darüber nachgedacht, was Absätze uns wirklich antun? Jeder Millimeter Absatz nimmt uns zwei Millimeter Bewegungsfreiheit. Einerseits hebt er uns passiv hoch, andererseits verhindert er, dass wir auf die flache Sohle absenken können. Er nimmt uns einen Teil der Federkraft, schwächt unseren Willen und lässt uns nicht zur Ruhe kommen. Absätze blockieren uns also psychisch und physisch. Seit Jahrhunderten haben wir das Gefühl dafür immer mehr verloren. Heute lassen wir uns stärker denn je von raffinierten Absatztechnologien zur Dämpfung des Hackenstoßes betören.

In dem Buch »Die Wolfsfrau« schreibt Clarissa Pinkola Estés:

»Im Südwesten der Vereinigten Staaten wird die weise Alte unter anderem auch LA QUE SABE genannt, die Wissende. Ich hörte zum ersten Mal von der Wissenden, als ich in den Sangre de Christo Bergen von Santa Fé lebte, wo eine alte Mexikanerin mir erzählte, dass LA QUE SABE das Geschlecht der Frauen am Anfang der Schöpfung aus einer Falte ihrer göttlichen Fußsohle geschaffen habe. Das, so bedeutete mir die Alte, sei der Grund, warum Frauen von Natur aus so klug seien: Schließlich bestehen sie essentiell aus der hochempfindlichen Sohlenhaut, die alles, aber auch alles fühlt! Die Vorstellung, dass die Sohlenhaut als sinnliches Wahrnehmungsorgan dienen könnte, wurde mir von einer Indianerin vom Stamme der Kiché bestätigt. Sie erzählte mir, dass sie im Alter von zwanzig Jahren zum ersten Mal ein Paar Schuhe tragen musste, sich aber nie daran gewöhnen konnte – con los ojos vendados –, mit Augenbinden an den Füßen durch die Welt zu gehen.«

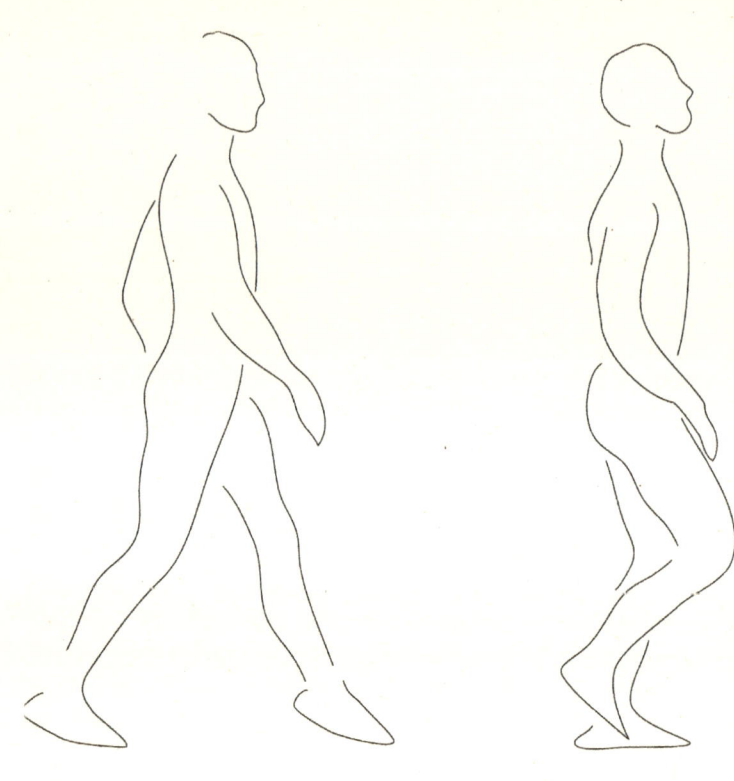

Wie lerne ich am schnellsten GODO?

»Die einzig wahre Kraft,
über die wir letzten Endes verfügen,
ist die Kraft, uns zum Vorteil zu verändern.«

Gabrielle Roth:
Das befreite Herz

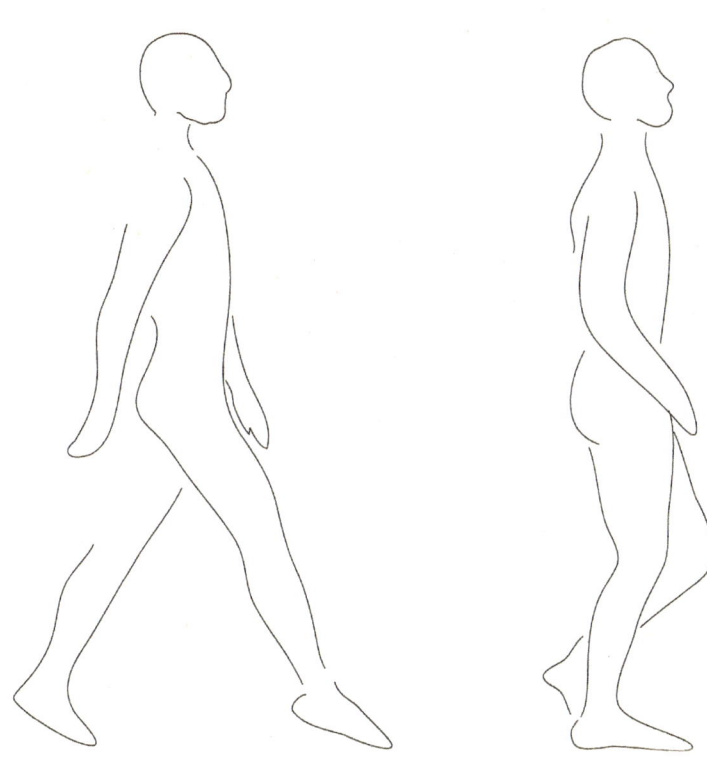

»Es geht darum, die Wahrnehmung langsam zu verschieben.
Das Spielbein zu heben und so lange das Balancieren
zu üben, bis ein neuer Gang daraus wird.«

Matthias Horx:
Das Megatrend-Prinzip

Als Ballengänger wirst du, der du bist

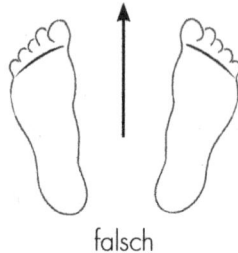

falsch

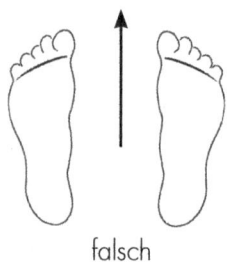

falsch

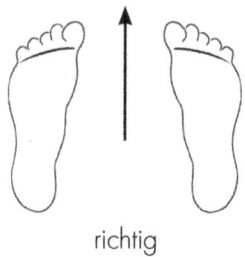

richtig

Nur in dieser Stellung funktionieren die Zehengrundgelenke als ungebrochene Scharniere.

or jedem neuen »Gehenlernen« sollte sich ein jeder die ideale Funktionsstellung seiner Füße klarmachen. Dazu stellen Sie sich einmal mit schulterbreitem Fußabstand hin. Viele Menschen stellen dabei die Fußspitzen auswärts. Das bricht die Achse Ihrer Aufrichtung und erzeugt Senk-, Spreiz-, Platt- und Knickfüße zugleich. Auch parallel gestellte Füße entsprechen selten der menschlichen Fußform.

Schauen Sie einmal genau hin, wie die Füße gebaut sind. Wie verläuft die Linie Ihrer Zehengrundgelenke im Verhältnis zur Gangrichtung? Eigentlich sollten wir mit leicht einwärts gestellten Füßen gehen und stehen, so wie die Babys ihre ersten Schrittchen machen. Erinnern Sie sich? Das Stehen kommt immer vor dem Gehen, also ist es wichtig, schon hier die richtige Haltung zu üben.

Wenn Sie die Knie durchdrücken, dann blockieren Sie alle abhängigen Gelenke: Fußgelenke, Hüften, Becken und die Lendenwirbelsäule. Also stehen Sie bitte immer mit leicht geöffneten Kniegelenken.

Wenn Sie bei der richtigen Fußstellung die geöffneten Kniegelenke leicht nach außen drücken, verlagern Sie Ihr Gewicht auf die Außenkanten der Füße, und Ihre Kniegelenke kommen in die beste, weil natürlichste Lage. Jetzt funktioniert die Gelenkspülung durch die Gelenkflüssigkeit normal, was die Abnützung der Knorpel verhindert. In dieser Stellung bitte ich Sie, Ihr Becken behutsam nach vorne und hinten zu bewegen. Legen Sie dabei eine Hand auf Ihre Lendenwirbelsäule und fühlen Sie, wie sie jetzt beweglich wird.

GODO führt nicht nur zum richtigen Gebrauch Ihrer Füße, sondern auch zu einer neuen, schwingenden Aufrichtung und einem richtigen Gebrauch Ihres gesamten Körpers über alle Gelenk-Etagen hinweg.

Die neue Fußbekleidung

Natürlich brauchen Sie als Erstes eine entsprechende Fußbekleidung: Sie sollte eine absatzlose, weiche Sohle haben und dem Vorfuß allen Raum lassen. Die große Zehe muss geradeaus zeigen können! **Wenn Sie ein Barfußgefühl in Ihrer Fußbekleidung haben, dann ist es die richtige!** Jeder echte »Barfußschuh« ist eine außerorthopädische Fußbekleidung. Er kann vor orthopädischen Problemen schützen.

Um GODO spielend leicht erlernen und praktizieren zu können, achten Sie auf absatzlose, dünne, höchst flexible Sohlen. Damit auch die letzte Phase eines jeden Schrittes, das Absenken der Ferse bis in den Stand, fühlbar bewusst werden kann, ist jeglicher (auch versteckte) millimeterhohe Absatz hinderlich für das »Zur-Ruhe-Kommen« in die »Nullposition«. Am hohen Aggressions- und Stresspotenzial dieser Welt zeigt sich, wie wenig der Hackengänger diese letzte Phase kennt.

Mein Freund Martin Adam (Tel.: 07565 / 91 42 96; www.erd-spiritualitaet.de) fertigt Fußbekleidungen aller Art aus natürlich gegerbten Ledern nach Maß an, darunter die sogenannten Bundschuhe. Diese Fußbegleiter sind auch sehr gut für Kinder geeignet, denn Kinderfüße sind besonders empfindlich, und eigentlich wäre Barfußlaufen für deren Entwicklung am besten. Leider ist das nicht immer möglich. Die Bundschuhe von Martin Adam mit ihrer sehr dünnen Sohle bieten einen Kompromiss. Sie vermitteln das Gefühl von direktem Bodenkontakt und fördern Fuß- sowie Beinmuskeln, schützen aber trotzdem die kleinen Füße.

Inzwischen gibt es in jedem Naturwarenladen sowie in ausgewählten Fachgeschäften alle möglichen bunten Zwischenlösungen.

Nun zur Praxis …

Solange Ihnen die passende Fußbekleidung fehlt, üben Sie bitte jede einzelne Schrittphase barfuß.

Falls Sie das Gefühl haben, eher ein willensschwacher Mensch zu sein, beginnen Sie ausgiebig mit der Phase »Ich will«. Aber auch, wenn Sie sich für besonders willensstark halten, können Sie mit der Konzentration auf das Heben der Ferse und das synchron gesprochene oder gedachte »Ich will» beginnen. Dadurch entsteht ein sehr willkommener Effekt: Schon nach wenigen Schritten werden Sie zum Ballengänger, weil Sie durch die besondere Konzentration auf den positiven Willen ganz unwillkürlich das von Ihrer Hackengänger-Konditionierung erzeugte Heben der Fußspitze, die Geste des »Ich will nicht«, vergessen. Das ist ein Trick, den besonders der willensstarke Hackengänger benutzen sollte, um sich selbst zu beweisen, wie leicht er diese überflüssige, negative Geste loslassen kann.

Denken Sie daran, dass es um Ihre Aufrichtung geht, und genießen Sie es, mit »Ich danke« ein durch die Welt wanderndes Herz zu sein. Stellen Sie sich vor, Ihre Beine wären Pendel Ihres Herzens. Legen Sie Ihr Herz auf den Wind und denken Sie an Charles Aznavour: LASSEN SIE SICH GEHEN!

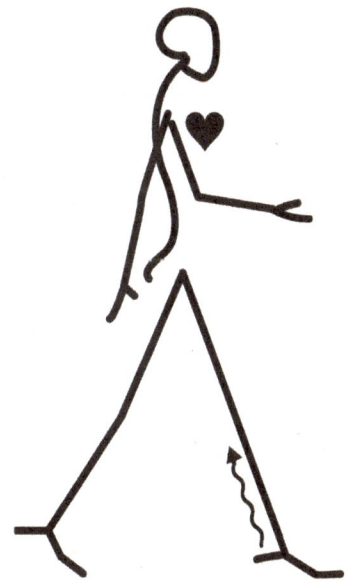

Spontan integrativ wirkt auf jeden das »Ich fühle«. Wir treten dabei mit der Erde ge(h)fühlt in eine liebende Beziehung. Jeder Schritt ist gefühlte Hinwendung, deren Echo unser Herz-Kreislauf-System bewegt.

Für den mit Stress beladenen Menschen empfiehlt sich, mit der Konzentration auf das Absenken der Ferse, mit dem »Ich komme zur Ruhe« zu beginnen. Bei einem langsamen, kleinschrittigen Rückwärtsschreiten kann man die Lösung im Fußgelenk sehr gut spüren. Am besten kontrolliert man sich dabei im Spiegel.

Beobachten Sie sich beim Abwärtsgehen auf Treppen. Das tun Sie ganz unwillkürlich im perfekten GODO. Eigentlich bräuchten Sie nur genau so weiterzugehen, wie Ihr Fuß von der letzten Stufe auf der Ebene ankommt.

Übrigens: Beobachten Sie beim Fahrradfahren, mit welchem Teil Ihres Fußes Sie die Pedale berühren. Glückwunsch, wenn es der Vorfuß (Ballen) ist, denn dann haben Sie bereits ein günstiges Vorgefühl für den Ballengang. Außerdem ist das ein Zeichen für geistige Wachheit.

Falls Sie sich noch nicht gleich für eine Umstellung auf den Ballengang in der Öffentlichkeit entscheiden mögen, gönnen Sie sich täglich ein- bis zweimal fünf Minuten einige Barfußübungen:

1. Füße in den »Fesseln« lockern. Stellen Sie sich dazu abwechselnd auf ein Bein und schlenkern Sie mit dem Fuß des Spielbeines. Wechseln sie ein paarmal die Seite, damit Sie leichter lockerlassen können. Sollten Sie dabei das Gleichgewicht verlieren, suchen Sie sich einen Halt.

2. »Marschieren« Sie vor dem Schlafengehen und nach dem Aufstehen mit lockeren Fußgelenken auf der Stelle. Auf diese Weise können Sie sich in die Natürlichkeit der Ballengangbewegung einfühlen. Die sich dabei einstellende Synchronisation Ihrer Hirnhälften lässt Sie tiefer schlafen bzw. heller wach sein. Vergessen Sie bei dieser Übung nicht die Gegendrehung in der Schulter. Dabei kommen alle Ihre Wirbelsäulengelenke zum Tanzen. Ein Tipp für die Lehrer unter Ihnen: Diese Übung vor Beginn des Unterrichts bringt Ruhe und Konzentration in die Klasse!

3. Sie können sich diese Übung auch noch etwas fantasievoller gestalten. Machen Sie kleine Einzelschritte in die verschiedenen Richtungen der Fläche: seitwärts, rückwärts, schräg nach vorne, rechts und links; mit dem einen Fuß über den anderen treten. Alles in dauerndem Wechsel.

4. Auf der Stelle hüpfen: hoch, hoch, hoch und nach Belieben etwas vor, seitwärts und zurück. In den Knien elastisch bleiben.

5. Auch eine psychodynamische Übung kann sehr hilfreich sein. Dabei stellt man sich noch im Bett liegend vor, wie ein schreitender Gang zum lustvollen Aufrichtungsgefühl im gesamten Körper führt.

Die Vielfalt der Informationen, die Ihnen hier begegnet ist, hat nur einen zentralen Bezugspunkt, das GODO, also den Ballengang. Ich möchte Ihrem Bewusstsein möglichst viele Anhaltspunkte zur Verfügung stellen, damit sich keine resignativen Gefühle in Ihrem Fleische breit machen können.

Möglicher Widerstand gegen das GODO kann die vielfältigsten Ursachen haben. Einige davon möchte ich aufzählen:

1. Meist sind Gewohnheiten schwer aufzugeben. Was den Hackengang betrifft, sind wir leider alle Gewohnheitsmenschen.

2. Wenn es ums Loslassen geht, reagieren wir mit Zweifel und halten lieber am Alten fest.

3. Die psychosoziale Bedeutung des Hackenganges als eine der schwierigsten Anpassungsleistungen in jedermanns Kindheit zeigt sich, indem sie schon bei dem gedachten Versuch, sie aufzugeben, größte Verwirrung auslösen kann.

4. Die speziellen modischen Vorlieben, die der Einzelne in Bezug auf Schuhwerk gebildet hat, um – wie er glaubt – seine besondere Individualität zu signalisieren, werden paradoxerweise oft gerade dann, wenn sie mit den größten Opfern verbunden sind (schmerzende Füße, Verletzungen, Enge, Fußverformungen, Rückenschmerzen) fanatisch verteidigt.

5. Die Angst, aufzufallen: »Was sollen die anderen von mir denken?« Nach den Mottos: »Wie sieht denn das aus?!«, oder: »Ich bin doch nicht schwul!« (Zu meinem Erstaunen höre ich das immer wieder von Männern und Frauen.)

Deshalb kann es beim Lesen dieses Buches immer wieder zu folgenden Einflüsterungen kommen: »Warum soll ich jetzt ausgerechnet GODO gehen, wenn niemand sonst es tut?«, oder: »Bisher bin ich doch auch so gut gelaufen!«, oder: »Ich muss erst meine Schuhe auf die alte Weise ablaufen!« usw.

Ich wünsche Ihnen, dass Ihre Einsicht stärker sein wird und Sie sich von einem ganz bestimmten Tag an entscheiden können, GODO zu gehen. Nehmen Sie sich dann mindestens einen Zeitraum von drei Monaten vor, in dem Sie versuchen, jeden

Schritt im GODO-Bewusstsein zu machen. Sie werden es am Anfang immer wieder vergessen und nur allzu oft in den alten Trott fallen. Machen Sie sich keine Vorwürfe, wenn das passiert. Sie haben alle Zeit, die Sie sich dafür geben.
Sehen Sie es als ein Spiel mit sich selbst an.
Jeder Schritt ist Ihrer!
Gehen Sie in sich!
Kommen Sie aus sich heraus!
Experimentieren Sie, anstatt zu imitieren!
Bekennen Sie sich zu Ihrem höchstpersönlichen Staat, dem Körperzellenstaat! Sie sind eine Natio (lat. »natio«, dt. »Geburt«).

Ein kleines Problem sollte hier noch angesprochen werden. Durch den Ballengang richten Sie sich automatisch besser auf, die Hüften schwingen freier und auch die Gegendrehung von Schultergürtel und Becken ist ausgeprägter. Dabei kann uns Scham überfallen. Wir empfinden uns subjektiv als zu auffällig. Objektiv fällt es aber niemandem negativ auf. Deshalb genießen Sie es, amüsieren Sie sich einfach und bleiben Sie Ihrer Entscheidung treu! So erleben Sie eine durchgehende Alltagsmeditation, bei der Sie sich nicht aus dem täglichen Geschehen in die Stille zurückziehen müssen, wie das viele andere Meditationsformen fordern.

Sich einen Zeitraum von einem Jahr vorzunehmen, ist ideal, weil Sie dann wirklich genügend Gelegenheit haben, erste positive Auswirkungen zu erleben, und dabei eine so große Sensibilität entwickeln, dass Ihnen danach jeder Schritt über die Hacken geradezu leidtun wird. Und noch eine kleine Warnung: Sie werden großes Mitleid fühlen, wenn Sie, einmal für GODO sensibilisiert, plötzlich überall auf den Trottoirs wahrnehmen, wie sehr sich die Menschen mit dem Fersengang selbst verletzen.

Der heilige Franziskus, ein Barfußläufer, sagte einmal: »*Es hilft dir nicht, zum Gebet zu gehen, wenn nicht dein Gehen schon ein Gebet ist.*« Sie sehen: Der Weise sagt, was alle wissen, und die Weisheit ist so einfach, dass sie keiner glauben will.

Der praktische Erfolg von GODO

GODO lehrt uns den aufrechten Gang, den Ballengang. Dabei stellen sich vergessene Körperempfindungen, die ein Wohlbefinden auslösen, wieder ein. An dieser Stelle möchte ich betonen, dass ich keine Heilversprechen abgebe, auch wenn das im folgenden Text so erscheinen mag. Jeder möge nach seinem eigenen Empfinden Erfahrungen sammeln.

GODO lässt die hackengangbedingten, reaktiven Bewegungsmuster verschwinden. Wir werden von der Fehlprogrammierung unseres Bindegewebes befreit. Der Bindegewebskörper enthält – wie Echos – viele Erinnerungen an Erschütterungen durch falsches Gehen (schon im Mutterleib muss der Hackengang als falsches Vorbild ertragen werden). Diese werden durch GODO vermieden. Die im Ballengang schreitende Mutter erzeugt dieses Problem erst gar nicht. GODO-praktizierende Schwangere gestalten dem Ungeborenen ein elastischeres Milieu, ihre Körper schwingen harmonischer, sodass die Entfaltung der Vernetzung von Gleichgewichts-, Schwerkraft- und Gehörsinn des Ungeborenen harmonischer verläuft.

GODO kann durch die doppelte Muskelpumpe viele Venenleiden verringern und sogar verhindern.

GODO kann durch die Verbesserung der Durchblutung und durch eine Aktivierung und Harmonisierung der Beweglichkeit überflüssige Pfunde besser abbauen.

GODO lindert Arthrosen.

GODO hilft bei fehlhaltungsbedingten Bandscheibenschäden, löst Probleme im Muskel-Skelett-System; der schwache Rücken wird gestärkt und elastisch.

GODO reguliert Senk-, Spreiz-, Platt- und Knickfüße durch aktiven Einsatz der Füße beim Schreiten und verhindert ihre Entstehung im Kindesalter.

Wer GODO geht, knickt nicht mehr so leicht um.

GODO lässt uns auch bei schweren körperlichen Arbeiten unsere Kraft ergonomischer einsetzen. Verletzungen im Muskel- und Skelettsystem werden seltener.

GODO kann Achillessehnenabrisse verhindern. Der Sportler, der von GODO noch nichts weiß, geht in der Trainingspause für ein paar Wochen im normalen Hackengang, wobei er seine Achillessehne nur beim Abrollen und nicht beim Aufsetzen benutzt. Kommt der Sportler so einseitig »trainiert« aus der Pause wieder zum Training, kann es passieren, dass innerhalb der ersten halben Stunde seine Achillessehne reißt. Die Statistik zeigt, dass 80 Prozent aller Achillessehnenabrisse unter diesen Umständen passieren.

GODO kann Schweißfüßen entgegenwirken – was schon viele Betroffene bestätigen. Der berühmte »athlets foot« könnte damit bald der Vergangenheit angehören.

GODO kann uns langsam von der unbewussten Fallangst befreien, indem es unser Gleichgewicht harmonisiert.

GODO harmonisiert Bewegung, Atmung, Kreislauf und nicht zuletzt auch die Sexualität.

GODO hilft, den Asthmaanfall zu bremsen, und bringt das Asthma häufig ganz zum Verschwinden.

GODO synchronisiert unsere beiden Gehirnhälften (Hemisphärensynchronisation). Das ist kinesiologisch nachweisbar.

GODO fördert spontan unser Wohlbefinden und macht uns dynamischer.

GODO verhindert bestimmte Formen des Älterwerdens, weil es uns elastischer, gelassener, konzentrationsfähiger und aktiver macht.

GODO erreicht – wie das Tanzen, nur beständiger – die Harmonisierung der männlichen und weiblichen Kräfte im Organ unseres Gefühlskörpers, dem Kreislauf.

GODO ist die ideale Art, mit federndem, elastischem Auftritt dem Asphalt zu begegnen. Bedenken Sie, dass Ihnen das bisher nicht eingefallen ist. Stattdessen ließen Sie sich Absatztechnologien (Luft- und Geleepolster) in Turnschuhen aufschwatzen.

Durch GODO erfuhren Patienten, die zu Allergien neigten, deutliche Besserungen.

Selbst bei akuten Depressionen, aber auch bei psychotischen Schüben half einigen Betroffenen die bloße Erinnerung an GODO und ein paar Schritte im Ballengang.

GODO muss immer eine freie individuelle Entscheidung bleiben. Versuchen Sie niemanden und vor allem nicht Ihre Kinder zum GODO erziehen zu wollen. Ihre Kinder brauchen nur Ihr Voranschreiten im GODO. »GODOen« Sie wenigstens für all die ganz kleinen Kinder, die in ihren Kinderwagen oder auf den Armen ihrer Eltern oder vom ersten bis dritten Lebensjahr auf der Ebene ihrer Beine lebend sich die Gangart der Erwachsenen, also Ihren Gang, abgucken.

Wenn Sie sich entscheiden, aus lauter Liebe GODO zu praktizieren, werden Sie wie nebenbei auch selbst davon profitieren. Hier liegt Ihre wirkliche Aufgabe und Chance. Gehen Sie – nein, schreiten Sie mit gutem Beispiel voran!

GODO-Fitness

GODO ist von außerordentlicher Bedeutung für alle Leute, die gerne in Fitnesszentren gehen. Es ist wichtig für die Ausbilder in den Sport- und Fitnesszentren sowie für alle, die sich in diesen Zentren oder zu Hause mit Maschinen trainieren, denn durch GODO alleine kommen wir in eine Sensibilität, die wir »emotionales Gewahrsein« nennen können. Dieses emotionale Ge(h)-wahr-sein ist die Garantie für die psychische Wirksamkeit, die dem physischen Trainingseffekt wie das Salz in der Suppe zugeordnet sein muss.

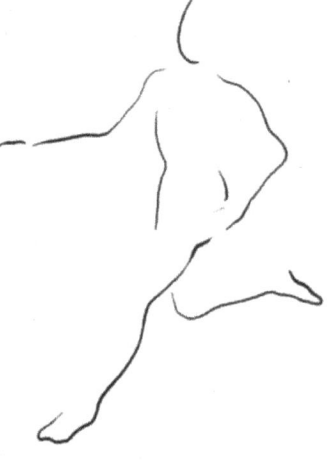

Solange der Hackengänger GODO nicht wenigstens kennt, hat er seinem Körper noch nicht mitgeteilt, dass er eigentlich für den Ballengang ausgelegt ist. Er beherrscht seinen Körper mit einem falschen Programm. Er beleidigt seine Körperintelligenz. Alleine die Information GODO lässt die Körperintelligenz zu sich kommen.

In früheren Kapiteln habe ich gezeigt: Die Information GODO kann den Körper derart entspannen, dass Allergien, die bekanntlich der Ausdruck von grenzwertiger Gestresstheit sind, sogar ohne die konsequente Umstellung vom Hackengang zum Ballengang verschwunden sind. So wie die sogenannten ADHS-Kinder plötzlich zur Ruhe kommen, wenn man sie nicht weiterhin abwertet, sondern sie in ihrer Eigenheit akzeptiert, so reagiert Ihr Körper, wenn Sie ihn in seiner genetischen Wirklichkeit als Ballengänger bestätigen.

Hier eine kleine, kritische Bemerkung zum heute überall praktizierten »Nordic Walking«: Wie konnte man nur das Sommertraining der nordischen Langlaufskiläufer (bei dem die Vorfüße in der Bindung stehen, was zum schiebenden, expressiven Vorfußauftritt zwingt) als ein neues »Marschieren-Üben« im Fersenauftritt importieren?! Und dergleichen wird von den Krankenkassen – Verzeihung, natürlich von den »Gesundheitskassen« – unterstützt! Heute hört man manchmal, dass es an einer falschen Übersetzung lag. Das klingt beinahe wie eine Entschuldigung. Die würde ich gelten lassen, wenn ich bei einem Blick auf die Nordic Walker erkennen könnte, dass sie geläutert zu Ballengängern geworden sind. Dagegen erlebe ich durchgehend »diplomierte« Nordic-Walking-Trainer, die geradezu empört reagieren, wenn ich sie zu informieren versuche.

Ein Erfahrungsbericht
aus meiner Praxis

*G*egen Ende dieses Buches möchte ich eine Begebenheit schildern, die nicht sehr leicht im Ganzen erfasst werden kann. Lesen Sie sie ruhig wie ein Märchen, vielleicht sogar mehrmals, dann werden die verschiedenen Ebenen allmählich durchsichtig.

Die wundersame Heilung
eines achtjährigen Jungen

Es geht um Sina, einen achtjährigen persischen Jungen. Nach seiner Geburt litt er zwei Jahre lang an Neurodermitis. Danach verschwand die Neurodermitis, wurde aber, wie so oft bei diesen Fällen, von einem nicht weniger unangenehmen Asthma ersetzt. Die Medizin kennt diesen typischen Krankheitsverlauf. In den letzten sechs Jahren musste Sina etwa zweimal wöchentlich wegen besonders schwerer Asthmaanfälle, an denen er zu ersticken drohte, mit Blaulicht ins nächste Krankenhaus gefahren werden.

Ich lernte seinen Vater kennen, während ich in einer Praxis für Naturheilverfahren im Rahmen des Gesundheitstourismus im griechischen Teil Zyperns in einer Hotelanlage arbeitete. An der Rezeption versah ein sehr stiller Mann von orientalischem Aussehen den Nachtdienst. Es war Sinas Vater. Wenn wir uns begegneten, waren es mehr Blicke als Worte, die wir austauschten. Er sprach wenig und wenn, dann sehr langsam und bedacht, allerdings in einem erstaunlich guten Englisch. Ich brauchte etwas Zeit, um wahrzunehmen, wie viel er zu erzählen hatte. Es stellte sich bald heraus, dass er mit seiner Familie ein Asylantendasein in Zypern fristete.

Er stammte aus einer angesehenen Moslemfamilie – und obwohl er der wohl bekannteste Fußballnationalspieler und einer der besten Studenten seines persischen Heimatlandes gewesen war, bevor er acht Jahre lang als General der Mudjaheddin einen fürchterlichen Krieg überlebte, hatte er sein Land fluchtartig verlassen müssen, um der Rache des Mullah-Regimes und seiner fundamentalistischen Schergen gerade noch so zu entgehen. Schon vor Sinas Geburt hatte er bei einem Studienaufenthalt auf Zypern sein Englisch mit Hilfe der Bibel einstudiert und war vor etwa fünf Jahren, ohne es an die große Glocke zu hängen, mit Frau und zwei Söhnen zum Christentum konvertiert. Nachdem einige muslimische »Freunde« der Familie die Bibel in seinem Haus in Teheran hatten herumliegen sehen, stellten sie ihre Besuche abrupt ein. Kurz darauf wurde ihm von der Bank, in der er als beliebter Manager seit Jahren arbeitete, gekündigt. Er fand in der Folge nirgends mehr Arbeit. Schließlich wollte er sich zum reinen Überleben von den Luxusgegenständen wie Autos und Fernsehern trennen. Er inserierte sie in der Zeitung und fand auch leicht Kunden, jedoch brachten diese alles am nächsten Tag wieder und forderten ihr Geld zurück, weil sie nichts von einem Andersgläubigen haben wollten.

Die Familie hatte keine andere Wahl, als sofort die Flucht zu ergreifen, und so waren sie in Zypern bei einigen ehemaligen christlichen Studienkollegen des Familienvaters gelandet.

Die Familie musste sich mit einer Einzimmerwohnung begnügen, wie das so oft ist, wenn man Asylant ist. Der Vater arbeitete seit fast drei Jahren tagsüber auf dem Bau oder in einer Marmeladenfabrik und nachts dort, wo ich ihn kennenlernte. Die Mutter, eine Gymnasiallehrerin, wurde Näherin in einer Kleiderfabrik. Sina und sein zehnjähriger Bruder entwickelten sich trotz allem oder vielleicht gerade wegen dieser sie stark fordernden Situation in diesen drei Jahren zu den besten Schülern ihrer Klassen in der griechischen Schule. Sie sprachen und schrieben fließend drei Sprachen.

Das alles hatte ich herausgefunden, bevor mir der Vater vom Asthma seines jüngeren Sohnes erzählte und mich bat, ihn doch einmal mit der Bioresonanz-Technik, einer Weiterentwicklung der Elektro-Akupunktur, ausgleichend zu behandeln. Ich hatte Sina schon zweimal kurz gesehen, als er den Vater zum Hotel begleitete. Er war ein zarter, sehr lebendiger und extrem aufgeweckter Junge von der Schönheit eines orientalischen Prinzen.

Plötzlich erschien mir die Hightech-Ausstrahlung der Bioresonanzgeräte und ihre gleichzeitige Undurchschaubarkeit für ein solches Kind geradezu als unzumutbar. Ich wollte versuchen, dieser sprühenden Intelligenz nicht mit einer »Blackbox« wie ein Magier zu begegnen, ohne wirklich vermitteln zu können, was da wirkt. So schlug ich dem Vater vor, bei ihm zu Hause während eines Nachmittages mit dem Jungen über GODO zu arbeiten. Ich erklärte ihm, dass ich dazu der Mitarbeit beider Eltern bedürfe. Dabei würde ich der ganzen Familie eine lange Geschichte erzählen. Er müsse mir nur seine eigene und die konzentrierte Aufmerksamkeit seiner Frau versprechen, damit die Kinder, davon mitgerissen, ebenso aufmerksam sein würden. Die räumliche Beschränkung auf ein einziges Zimmer sollte mir dabei entgegenkommen.

Wir verabredeten uns gleich für den nächsten Samstag. Seine Frau bereitete zum Mittagessen in traditioneller Weise ein herrliches persisches Gericht mit echtem Basmatireis vor. Am Vormittag nahmen wir zunächst an einem Gottesdienst für Asylanten teil, einer Einrichtung, die einerseits dazu dient, mit den Zyprioten ein innigeres Verhältnis zu erreichen, und gleichzeitig referenzwürdig zu werden für die Umsiedlung und Aufnahme in ein entsprechendes Zielland.

Nach der Kirche gingen wir über die Strandpromenade. Hier nutzte ich zum ersten Mal die Möglichkeit, mit Sina ins Gespräch zu kommen. Ich führte ihm meine Gangart über den Vorfuß vor, was ihn sofort in einem ausgeprägten Hackengang mit mir konkurrieren ließ. Er flitzte mir mit großen Schritten bei gekrümmtem Oberkörper über die Hacken abrollend einfach davon. Das sah sehr emsig und etwas nach Donald Duck aus. Ich gratulierte ihm zu seiner Vorführung, und wir unterhielten uns über andere Dinge, die ich jetzt nicht mehr erinnere.

Zu Hause angekommen, setzten wir uns um den Tisch, und während das Essen aufgetragen wurde, weihte mich der Vater in das persische Trinkritual ein. Er goss mir ein großes Glas hochprozentigen Traubenschnapses auf Eis ein, dazu ein Glas Coca-Cola, ebenfalls auf Eis. Ich wollte abwehren, weil ich seit Jahren gar keinen Alkohol mehr trank. Aber nun lernte ich erst einmal kennen, was ein echter Sari ist. Er erklärte mir, ich müsse mir keine Sorgen machen, denn er selbst sei schon mit sechzehn Jahren zu einem der jüngsten Saris von ganz Persien ernannt worden. Die Saris seien Trinkmeister. »Wenn eine Gesellschaft von Männern trinken will, dann sucht man sich zunächst einen Sari. Er garantiert dafür, dass alle sicher nach Hause kommen, egal, wie hoch es auch hergehen mag. Der Sari sitzt am Kopf des Tisches und schenkt allen ein. Er bestimmt gelegentlich auch, dass jemand, der glaubt, genug zu haben, doch noch weitertrinkt, damit die ganze Runde sich wie auf einer aufsteigenden Stimmungsspirale weiterbewegen kann. Zum Schluss werden alle vom Sari sicher nach Hause gebracht.«

Ich ließ mich auf diesen Meister ein und aß den Reis, bei dem jedes Korn einzeln auf der Zunge zu tanzen schien, während ich langsam die Geschichte von GODO, dem schreitenden Gang über den Vorfuß, zu erzählen begann. Meine Gastgeber wurden sehr hellhörig und verrieten mir ihrerseits, dass sie schon vor ihrer Ehe gemeinsam fünf Jahre lang aktiv Yoga geübt hätten, nun allerdings traurig seien, es ausgerechnet in diesen schwierigen Zeiten vernachlässigt zu haben.

Das Gespräch blieb also nicht einseitig, die Informationen flogen hin und her, und die Kinder waren voll dabei. Sina wollte mehrfach den Tisch verlassen, um uns seine Yogakünste vorzuführen. Er musste sich gedulden, bis das Essen beendet war, aber dann waren wir alle nicht mehr zu halten. Jeder führte seine Übungen vor. Der Vater und die Kinder beherrschten allerlei sehr überzeugende Hinfall- und Aufstehtechniken. Jeder begann seine Kunst zu erklären und lauschte aufmerksam den Erläuterungen der anderen. So hatte ich keine Mühe, für das GODO ausreichend Gehör und volles Verständnis zu finden. Alle übten mit. Wir tobten uns mit den verrücktesten Schritten und anderen Übungen über Stunden aus, während der Sari mir immer kräftig nachschenkte. Als die Kinder schon längst im Bett waren, brachte er mich ins Hotel zum Schlafen, und ich begleitete ihn zur Nachtschicht an der Rezeption.

Seit diesem Nachmittag hatte Sina nie wieder einen Asthmaanfall; dabei ist er nicht einmal zum aktiven Ballengänger geworden. Offensichtlich hatte ihn allein die Information über seine eigentliche Gangart geheilt. Eine Woche nach unserem Treffen schenkte er mir ein kleines Bild, das er selbst erschaffen hatte. Seine Mutter verriet mir, er habe tagelang verschiedene Variationen davon gebastelt, die er aber alle verwarf, bis er schließlich mit dieser Form zufrieden war. Ich habe es hier in Originalgröße abgebildet.

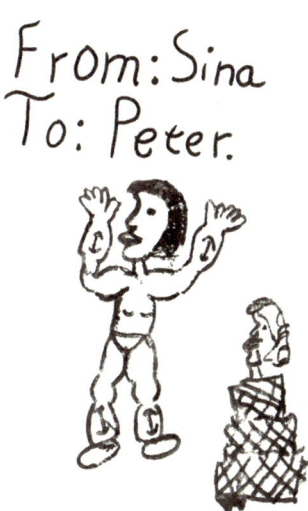

Es zeigt Sina vorher und Sina nachher. Man muss dazu wissen, dass die Perser von rechts nach links schreiben und folglich auch andere logische Abläufe auf eine uns ungewohnte Weise umgekehrt darstellen! Sina schildert hier seine Befreiung aus einer Gefangenschaft durch eine dreischichtige netzartige Fesselung, die sich in seinem Asthma spiegelte. Mir scheint das ein Abbild des asthmatischen Zustandes seiner Selbstvorstellung auf Bindegewebsebene zu sein. In diesem Zusammenhang kann man das Bindegewebe als Träger von Körpervorstellungsmustern erkennen. Offensichtlich hat allein die Information, dass wir eigentlich nicht als Hackengänger geboren werden, Sina von diesem Körpervorstellungsmuster befreit. Die ausgelassenen Übungen an diesem einen Nachmittag haben ihn voll integriert.

Die Familie zog schließlich nach Kanada und lebt dort glücklich und gesund.

Erfahrungen mit GODO

Aus meinem GODO-Tagebuch
– Ellen Schernikau –

4. März 1996: Immer wieder stelle ich fest, dass mir das schnelle Gehen im Ballengang schwerfällt. Die spiralig gegendrehende Bewegung des Körpers hilft zwar immens, behänder vorwärtszukommen, und vermittelt darüber hinaus das Gefühl der Lust in der Wahrnehmung – und trotzdem gehe ich lieber langsam GODO. Beim schnellen Schritt habe ich immer noch das hemmende Gefühl der Rückwärtsbewegung, obwohl ich jetzt fast ein Jahr übe. Natürlich komme ich vorwärts, doch das Abrollen von vorne nach hinten scheint ein Widerspruch zu sein. Ist der Hackengang doch logischer?

Logisch hin, logisch her: Mir geht's gut, habe seit meiner Operation wegen eines Bandscheibenvorfalls immer Schmerzen gehabt, seit GODO habe ich keine Schmerzen mehr, und das ist das Wichtigste! Und da ich Anliegen und Bedeutung von GODO verstehe, stelle ich mir jetzt mal die Frage: Warum will ich eigentlich schnell gehen? Abgesehen von einigen unvermeidlichen Anlässen, die zur Eile mahnen, könnte ich durchaus überwiegend langsam gehen – sprich: wahrnehmen, fühlen, genießen, entspannen, also hier sein! Deshalb will ich mich nicht mehr ärgern über eine vermeintliche Unfähigkeit, sondern das tun, was ich kann, und das mit Genuss.

9. Mai 1996: Die Zeit wird knapp, ich muss den Zug erreichen. Mein Schritt wird schneller, und plötzlich spüre ich ständig ein Tock-tock bis in den Schädel hinein – da bin ich also beim

schnellen Gehen unwillkürlich in den Hackengang zurückgefallen. Ich ärgere mich maßlos. Kurz vor meinem Ziel, dem Bahnhof, sehe ich, dass genügend Zeit ist, bleibe stehen, werde ganz ruhig, fühle die Erde durch die Sohlen hindurch und bitte sie um Verzeihung. Ich küsse sie mit meinen Füßen, mache ein paar Übungen über die Ballen, atme ruhig und sage mir: Ich werde auf dich aufpassen genauso wie auf mich. Aufrecht GO-DOe ich, und es geht mir wieder gut.

4. August 1998: Ich denke über Wortsinnstörungen nach. »Tust du mir einen Gefallen?« – Wie oft wird diese Bitte ausgesprochen! Eine Bitte, die im Grunde eine »Falle« ist. Denn: Wer lehnt schon gerne eine Bitte ab? »Kommt drauf an«, wird manchmal entgegnet, aber man ist trotzdem bereit, etwas für den anderen zu tun, man will ja lieb sein, gebraucht werden. »Geh-fallen« hieße quasi: »Geh und falle (ins Ungewisse?)«, oder: »Geh in meine Falle.« Die Bitte ist also eigentlich eine Forderung: »Lass dich bestechen!« Sie ist ein Vertrag, bevor dem Gefragten der Inhalt bekannt ist: »Willst du mir gefallen, dann tu mir den Gefallen!«

Zu »Ich will nicht«: Diese Aussage ist in sich ein Widerspruch. »Ich will« heißt: nach vorne gucken, nach vorn denken, ich habe etwas vor, ich beabsichtige etwas. Mit dem »Ich will nicht« setze ich eine Negation gegen ein Positivum. Zum Beispiel: »Ich will nicht streiten« sollte besser mit »Ich bin friedlich« oder »Ich will mich mit dir in Ruhe unterhalten« ausgedrückt werden. Wenn das Verhältnis zwischen Mutter und Kind auf dieser Basis entwickelt wird, wird das Kind statt »Ich will keinen Blumenkohl« sagen: »Blumenkohl schmeckt mir nicht.«

20. März 2000: Ich gehe jetzt seit fünf Jahren GODO. Zugegeben: mit einigen Rückfällen. Schade, dass ich das, was ich jetzt weiß, nicht schon vor der Geburt meines Sohnes wusste.

Einsseinserfahrung beim Gehen
– Thomas Merkentrop –

Indianische Erzählungen über solch wunderbare Erlebnisse hatten mich schon immer fasziniert. Außerdem war da noch das Abschalten des inneren Dialoges, was durch nichts einfacher zu erreichen sei als durch Gehen und »den Eulenblick« (den Blick weit machen)! Schön! Also verbrachte ich eine intensive Zeit mit Gehen und – Frustration.

Obwohl es wirklich tolle Momente bei meinen Hackengangversuchen zum Einssein gab, stellte sich doch kein absolutes Gefühl ein, da ich immer zu sehr auf das Gehen achtete und zu allem Überdruss auch noch sehr, sehr viel Denken musste. Dabei konnte ich wirklich richtig »weich« (oje, der Finger-in-die-Ohren-Test nahm mir auch die letzte Illusion von »weich«) über die Hacke abrollen, aber mit was für einem Aufwand. Das stand in keiner Relation. Irgendetwas musste hier anders laufen bzw. gehen.

Mein Meisterstück war aber sicher die Anschaffung indianischer Mokassins zusammen mit der Frage »Warum tun mir die Knie plötzlich so weh?«, wobei ich natürlich auf meinen Füßen »rumhackte«. Doch genau dies brachte mich zum Ballengang. Denn wenn man einigermaßen sensibel ist, scheint es gar nicht möglich, mit Mokassins auf der Ferse zu gehen, ohne nicht nach spätestens zehn Minuten irgendwelche Wehwehchen zu kriegen.

So zeigten meine Füße »mein Gehen«! Seitdem sind die wunderbarsten Geschichten erzählt worden: Die Knie sind wieder fit, und der gesamte Körper schwelgt in Gesundheit. Im Ballengang selber wird meine Nase frei, Allergien hören abrupt auf, und ich bin sofort ausgeglichen. Dazu muss man aber sagen, dass ich immer auf dem Ballen gehe. Ob diese kleinen Wunder auch beim »Ab und zu – halt zwischendurch« entstehen, weiß ich nicht. Bei mir zeigten sich genau dann tolle Erfahrungen, als der Ballengang »normal« geworden war, nach ungefähr zwei Wochen. Was am Anfang noch wie ein Staksen aussah, wurde nach Tagen bereits ein Schweben und Tanzen. Einfach fantastisch! Ach ja, und die Einsseinserfahrungen: (Nahezu) immer, wenn ich in der Dämmerung (dann geht es am allerleichtesten, das ist die Zeit zwischen den Welten, spür mal rein) durch die Naturgebiete gehe, verschmelze ich mit der Umgebung, und ein tiefes Gefühl des Friedens berührt mein Herz. Es ist, als ob die Stimmen der Natur in mir schwelgen.

Leserbriefe

»Es gibt eine einfache Probe.
Frage jemanden nach seinem Ideal
und frage ihn nach der Wirklichkeit. Wenn er beginnt,
sein Ideal zu besingen, geht es los. Wenn er beginnt,
über die Wirklichkeit zu lamentieren, vergiss ihn.«

Ronald M. Schernikau

Lieber Doktor Greb,

seit wir uns begegnet sind, im Sommer 1998, ist vieles passiert. Ich bin die kleine 60-jährige Fotografin aus Kiel, und wir sind uns bei einem Sitar-Konzert bei Johannes Löffler im Zentrum Oase begegnet. Damals trugen Sie Ihre Gedanken zu GODO vor und gaben mit Ihrer eigenen Gestalt ein gutes Beispiel. Es brauchte etwa sechs Wochen, bis ich GODO vollkommen harmonisch und ohne in die sechzig Jahre alte Ganggewohnheit zurückzufallen, beherrschte. Damals habe ich Ihnen nicht erzählt, dass ich zu 70 Prozent invalidisiert bin. Bei einem Verkehrsunfall wurde das Becken mehrfach zertrümmert, und eine zentrale Hüftluxation hat zu einer Seitendifferenz von viereinhalb Zentimetern in der Breite des Beckens geführt. Als Tanz- und Gymnastiklehrerin und Krankengymnastin wurde ich dadurch berufsunfähig. Seit diesem Unfall vor 25 Jahren war ich nie schmerzfrei. Durch meine körperliche Ungeschicklichkeit zog ich mir vor fünf Jahren noch eine Fersenbeintrümmerfraktur zu, die relativ gut ausgeheilt ist. Über die Jahre hatte ich mir schmerzende, etwas krumme Hüftgelenke zugezogen und ging leicht vorgebeugt. Rennen konnte ich nicht mehr. Die Ärzte erlaubten mir eigentlich nur einen Kilometer pro Tag zu gehen.

Beim GODO-Gehen fühlte ich mich sofort viel beschwingter und besser gelaunt, da ich mich irgendwie mehr aufrichten konnte. Ich kam schneller voran, meine Beine wurden kräftiger, und ich kam behänder auf die Erde, was beim Fotografieren von Kindern und Tieren ja immer die größte Mühe machte. Durch den Unfall fühlten sich meine Beine verschieden lang an, was ich bisher mit einem geraden und einem leicht gebeugten Knie ausgeglichen hatte. Nun gehe ich gleichmäßiger und strecke beide Beine gleich. Mit dem Vorfußauftritt erscheinen meine Schritte größer, den Beinlängenunterschied gleiche ich mit verschieden langen Schritten aus. Ich renne auch wieder, tanze Tango und bin in einer Volkstanzgruppe. Kürzlich ging ich in den Bundschuhen von Martin Adam 14 Kilometer durch die Berge. Ich fühle mich in den letzten zwei Jahren um viele Jahre jünger. Meine berufliche Arbeit als Fotografin hat an Kreativität und Erfolg zugenommen.

Vielen herzlichen Dank!
Ute Boeters, Kiel, 2000

Für die fünfte Auflage möchte ich einige Erfahrungen der letzten Jahre von 2000 bis 2014 hinzufügen:

Im Sommer gehe ich barfuß, zuerst nur aus dem Grund, weil ich mit nackten Füßen schneller und sicherer die vier Stockwerke in meinem Haus auf und ab gehen kann und weil ich leichter knien kann, wenn ich auf dem Boden fotografiere. Mein großer Zeh, vom Hallux valgus nach außen schief gestellt, begradigte sich merklich. Barfußgehen ist für mich die einzig logische Folge von GODO. Die Füße setzen wie tastend sehr flach auf, mit dem Kleinzehenballen zuerst. Dabei fächern sich meine Zehen und heben sich etwas vom Boden. Kurz darauf setzt der Großzehenballen auf und zuletzt erst die Ferse. Erst bei der Gewichtsübernahme greifen alle Zehenkuppen auf die Erde.

Ich kenne andere Barfußgeher, die über die Hacke gehen, mit Hornhaut auf den Fußsohlen, an den Fersenkanten schrundig und blutig aufgeplatzt. Ich wollte nun wissen, ob ich mit GODO auch Hornhaut bekomme. Ich bekam keine. Meine Füße sind vollkommen glatt und fühlen sich immer warm an. Auf den Fußunterseiten wuchsen mir dicke Muskeln. Meine Zehen streckten sich. Die Fußsohlen fühlen sich manchmal heiß an und kribbeln, als ob mir ein Fell darunter wachsen würde. Mit Genuss gehe ich über kühle, glatte Fliesen.

Meine Schuhe hab ich alle verschenkt. Die Fußkappen drückten meine Zehen schmerzhaft zusammen, und meine dicken Sohlenmuskeln führten nur Krieg mit dem Fußbett. Dass Hornhaut nur durch Missbrauch (Hackengang) entsteht, lässt sich an meinen Füßen beweisen. Nur meine große Zehe entwickelt an der schiefsten Stelle eine Hornhautkante. Wäre sie gerade, würde ich sie nicht missbrauchen. Die Haut auf der ganzen Fußsohle ist so glatt und fein, dass sie glänzt und immer sauber aussieht. Ich fette sie nicht einmal ein. Ist das nicht ein weiterer wissenschaftlicher Beweis, dass wir angeborene Ballengeher sind?

Seit mehr als zwölf Jahren gehe ich das ganze Jahr barfuß, auch im Schnee, wenn es nur bis zum Mülleimer, zum Holzschuppen, zum Briefkasten um die Ecke oder bis zum Auto ist. Ich fahre barfuß Auto und meist Fahrrad. Wenn ich rund um mein Haus Schnee fegen muss, wenn beim Volksfest Scherben auf den Wegen liegen, ziehe ich barfuß Leguanos an. Die vier Stockwerke in meinem Haus kann ich nur barfuß sicher gehen. Durch den Vorfußgang habe ich Waden bekommen, die mich an meine Körpererinnerungen in meiner Tanz- und Sportlehrerinnenzeit anknüpfen lassen. Im Vergleich mit damals fällt mir auf, dass durch GODO die Balancefunktionen offensichtlich so viel Muskelkraft und Körperökonomie entwickelt haben, dass ich jetzt mit 75 Jahren besser auf den Vorfußballen stehen kann und in der Mitte ausbalanciert bin wie beim Tango.

Vor zweieinhalb Jahren wurde mein durch den Unfall beschädigtes Hüftgelenk immer ungelenker. Immerhin hat es 39 Jahre durchgehalten. Schmerzen waren nun nicht mehr nur in der Leiste, sondern merkwürdigerweise im Rücken, am anderen Knie oder in der Schulter, weil allerlei Schonhaltungen mir helfen wollten, dem Gefühl zu entrinnen, eine Eisenhose mit herumzuschleppen. Mein Bein wurde dünner und machte mich beim Treppengehen unsicher. Eine Gehhilfe nahm zwar die Schmerzen etwas weg, aber die Muskeln schrumpften noch viel schneller. Auf den äußersten Zehenspitzen konnte ich zu meinem Erstaunen recht schmerzarm gehen. Auch die Treppen ließen sich mit dieser balancierten Spannung der gelenknahen Muskeln leichter nehmen. Mein Bellicon benutzte ich nun mehrmals täglich mit Balanceübungen, um diese Muskeln zu trainieren. Als nun gar nichts mehr ging, wurde mir eine Endoprothese eingesetzt.

Nach drei Wochen war ich mit meinen eigenen Übungen im Sinne von GODO barfuß auf dem Trimilin wieder voll arbeitsfähig. Geholfen haben mir sehr mein Vortraining durch den Ballengang und danach die Übungen im warmen Wasser.

Ute Boeters
info@fotoatelier-boeters.de

Sehr geehrter Herr Dr. Greb,

gerade habe ich Ihr Buch zu Ende gelesen und möchte noch drei Ausgaben bei Ihnen bestellen – zum Verleihen und Auslegen. Bisher habe ich meine Patienten immer zum Gehen animiert, weil es für mich die sinnvollste Bewegung ist – nun ist es GODO. Bemerkenswert ist, dass jeder sofort die Leichtigkeit wahrnimmt. Es gefällt mir sehr, sehr gut. Danke schön.

Herzlichst
Sylvia Pietrzok, Neukirchen

Lieber Peter,

Du hast mich gefragt, ob ich zu GODO etwas sagen möchte, und ich habe begeistert spontan Ja gesagt!

Also: GODO ... und was bedeutet es wirklich für mich? Es konkret auf den Punkt zu bringen – ein schwieriges Unterfangen!

Was hat sich verändert? Ich denke, dies ist ein guter Ansatzpunkt: Sechs Jahre ist es her, dass ein fröhlicher, liebender Mensch mit einem unverschämt langen Bart in mein Leben trat. Und mit ihm GODO. Im Grunde recht einfach zu erlernen, doch für mich mit meiner über Jahre antrainierten Kontrolle und dieser Anspannung eine echte Herausforderung. Plötzlich wurde verlangt, loszulassen. Erst einmal nur im Fuß, doch ehe ich mich versah, versuchte mein ganzer Körper mitzuziehen. Das Becken, der Unterleib, die Schulterregion ... Es war nicht nur der Beginn eines veränderten Körpergefühls, nein, auch meine emotionalen und geistigen Muster, die sich in dieser gekrümmten Haltung mit leicht nach oben gezogenen Schultern und einer reinen Brustatmung zeigten, kamen plötzlich in Fluss. Vieles wehrte sich in mir mit Händen und Füßen gegen diese Aufrichtung, die eine Auseinandersetzung mit vielen verdrängten oder unter Kontrolle gehaltenen, zum Teil schmerzhaften Themen bedeutete!

Es hat schließlich einige Jahre gedauert, bis ich GODO in meinem täglichen Leben wirklich umgesetzt habe. Jetzt, während meiner Schwangerschaft, ist mir der Wert von GODO nochmals richtig bewusst geworden: Die Schmerzen besonders im unteren Rücken, die viele Schwangere plagen, verschwinden nach ein paar Schritten GODO auf wundersame Weise. Selbst im letzten Monat der Schwangerschaft wirkt mein Gang verhältnismäßig leichtfüßig, und es macht mir weiterhin Freude, mich aktiv zu bewegen. Besonders schön ist das Gefühl des Loslassens im Bauch, wenn ich so schreite: Mein Baby wird sanft hin und her geschaukelt, und der Schlag in den Unterleib bei jedem Schritt im Hackengang fällt einfach weg!

GODO … und was bedeutet es wirklich für mich: GODO bedeutet für mich Bewusstwerdung. Bewusst zu werden in mir und bewusst zu werden im Kontakt mit dem Außen! Es ist so etwas Wunderbares, im Sommer am Strand barfuß GODO zu gehen und Mutter Erde ganz behutsam und liebevoll mit den Füßen zu berühren!

Danke! In Liebe
Sinje, Heilpraktikerin, Hamburg
sinje.hansen@web.de

Lieber Peter,

heute möchte ich mich herzlich bedanken, dass ich an einem Deiner GODO-Workshops teilnehmen konnte. Seitdem habe ich ein neues wunderbares Gefühl für meinen Körper bekommen und ihn kennen und lieben gelernt. Durch den richtigen Gebrauch meiner Füße komme ich mir leicht und schwebend vor. Angst vor Schmerzen im Skelettsystem ist jetzt Vergangenheit. Durch das von Dir erlernte Wissen bin ich mein bester Freund geworden.

Mit dem Wunsch, dass Du noch vielen Menschen, wie Du mir geholfen hast, ein positives Körpergefühl vermitteln kannst, verbleibe ich mit lieben Grüßen.

Gisela, Karlsruhe

Lieber Peter,

ich möchte mich ganz herzlich bei Ihnen bedanken für Ihr bereicherndes Buch. Seit fünf Jahren spielt die Liebe zur Erde eine zentrale Rolle in meinem Leben, aber auf die Idee, meinen Schritt so einfach zu ändern, wäre ich nie gekommen. Seit einer Woche laufe ich nun anders und kann die heilende Wirkung an mir schon deutlich spüren.

Was ich im Tanz erlebe, ist plötzlich so einfach in den Alltag zu integrieren. Ich glaube, in meinem Herzen war schon lange der Wunsch, die Erde liebend zu betreten, auf ihr zu »tanzen«. Und manchmal weiß das Herz schon den Weg … und führte mich zu mir selbst.

Grüße von Herzen
Jana, Berlin

Saluti, Peter,

ich hab den Tag unter Deinem Einfluss an der Zürcher Lebenskraft in guter Erinnerung und schätze mich glücklich, einen weiteren effizienten Schlüssel zur Vergöttlichung des physischen Körpers (»das schwächste Glied«) gefunden zu haben. Wie ich schon an Dir vermutete, bestätigen mir meine ersten Erfahrungen (ich hab mich ja sowieso schon etwas an das Image des »Verrückten« gewöhnt), dass es sich wie beim Atem, der Sprache etc. um eine weitere zentrale und alltägliche Geschichte handelt, mit der wir uns ins Leid oder in den Frieden begeben, ohne den sich weiter gehende Ambitionen dann als Mindflops entpuppen. Als noch nicht motorisierter Mensch gewinne ich nun meinen

Asphaltkilometern dank der automatischen Herzmassage eine Bewusstseinssteigerung ab, dass es eine Freude ist.

David G.

Hallo, Herr Kollege Dr. Greb,

Spreizfüße sind – neben einigen anderen Degenerationen des Bewegungsapparates – die Folge falscher Gangart.

Wir beschäftigen uns seit vielen Jahren mit der optimalen fußchirurgischen Korrektur dekompensierter Spreizfüße und haben bei unseren bisher sehr erfolgreichen operativen Bemühungen mit der DYNOS-orthopädischen Fußchirurgie gelernt, dass es für den dauerhaft guten Enderfolg unter anderem sehr darauf ankommt, das achtsame Gehen den Menschen – vor allem den betroffenen und leidenden Spreizfußpatienten – wieder bewusst zu machen; dies bereits einige Wochen vor den korrigierenden Eingriffen und dann insbesondere postoperativ in einer sehr engagierten physiologischen Betreuung.

Mir ist dabei aufgefallen, dass sich der GODO-Gang nach den Gesetzen der Elastizität und der Ballistik des schrägen Wurfes offensichtlich als die letzte Errungenschaft der Evolution ausweist, aber wahrscheinlich durch das unverhoffte Dazwischentreten der Zivilisation des bequemen Lebens nicht mit derjenigen funktionsanatomischen Stabilität ausgestattet werden konnte, die notwendig wäre, um dieser Schrittmechanik bei all den zivilisatorischen Verlockungen unverbrüchlich zum Durchbruch zu verhelfen.

Ich nehme an, dass Sie einige Utensilien bereithalten, die den Lernenden den Erwerb des GODO-Ganges erleichtern. Ich könnte mir denken, dass für den Anfang – aber nur für den Anfang – das nötige Antrainieren der genügend stabilen Muskeln der Beine und des Rumpfes und die Transformation der Bindegewebe im Sinne eines Einbaus von mehr elastischen Komponenten über den »mbt«, die Masai-Barfußtechnologie, des Schweizers Karl Müller aus dem Thurgau ganz gut helfen kann.

Ich schreibe Ihnen gerne mehr zu unseren Erkenntnissen auf dem operativen Fach der Spreizfußchirurgie, die sehr trefflich in Ihr Konzept passen, wenn Sie dies wünschen. Ich halte mich weitgehend an physikalische Parameter der klassischen Mechanik und nehme die Evolutionsbiologie, die Biokybernetik und die altbewährte Kausalgenese nach F. Pauwels, dem orthopädischen Nestor der operativen Biomechanik, als »Hilfswissenschaften« in Anspruch.

Mit besten kollegialen Grüßen
Dr. T. Schewior, Vorfußchirurg
drthomasschewior@hotmail.com

Grüß Dich, lieber Peter,

Bevor ich Dein Buch kaufte, hatte ich mich in der Volkshochschule zu einem Walking-Kurs angemeldet. Das habe ich dann gleich bereut. Na, dachte ich, bezahlt ist bezahlt, jetzt gehe ich auch hin für diese zehn Wochen. Und nun weiß ich auch, warum ich dahin gehen musste. Irgendwie findet man immer jemanden, der die gleiche Geschwindigkeit läuft. So laufe ich immer mit einer Frau zusammen, mit der ich auch viel rede.

Schon in der ersten Stunde habe ich ihr von GODO erzählt. Sie bestellte sich auch gleich das Buch.

Vorige Woche, in der fünften Stunde, mussten wir etwas warten, bevor wir losliefen, weil eine Teilnehmerin noch fehlte. Diese Gelegenheit benutzte ich, um allen anderen einschließlich der Trainerin von GODO zu berichten. Es wurde ein bisschen gelacht, als ich es ihnen zeigte, na, und dann waren wir alle beisammen und liefen los.

Heute nun waren wir wieder beisammen. Die Trainerin sagte, immer wenn sie so viele Kurse hat, habe sie Schmerzen in einem Fuß. Nun ist sie die letzte Woche, sooft es sich machen ließ, GODO gelaufen. Und siehe da, die Schmerzen gingen weg.

Eine andere Frau sagte, sie hat sich auch das Buch gekauft. Mit meiner Mitläuferin hatte ich wieder ein ausgiebiges Gespräch. Sie war früher Kunstturnerin. Jetzt ist sie Vorsitzende eines Versehrtenvereins. Da die Versehrten aus dem Krieg aber allmählich »ausgestorben« sind, machen sie Wirbelsäulengymnastik usw. in ihrem Verein. Meine Mitläuferin leitet diese Kurse. Außerdem arbeitet sie auch in Zell bei den Gehörlosen im gymnastischen Bereich. Ja, was denkst Du, sie hat gleich GODO eingeführt.

Erika B.

Sehr geehrte Damen und Herren,

ich bin GODO-Fan und praktiziere es immer wieder und bin begeistert ... Nur habe ich ein Problem: Als Nordic-Walking-Instructor und Walking-Übungsleiter (Kneipp-Verein) sollte/

möchte ich eine Gruppe eröffnen und ihnen beibringen, was ich tue, wunderbar entspannt und locker (frisch geduscht) am teilweise geschotterten Waldweg den mäßig ansteigenden Berg hoch im Ballengang ... Das kann und darf ich doch nicht lehren, weil ich es den Leuten über die Ferse zeigen müsste – und doch weiß ich, dass es das Richtige ist!

Ich (Jahrgang 1941) habe ein Venenproblem im linken Oberschenkel und kann im Moment leider nicht täglich Nordic Walking betreiben, aber wenn ich z.B. im Kino oder im Vortrag sitze und wahnsinniges Ziehen verspüre, rettet mich anschließend nur der Ballengang ... oder Tanzen auf dem Ballen. Oder ich gehe zu meinem Morgen-Nordic-Walking, dann kommt für mich nur der Ballengang infrage, und besonders genieße ich es bergauf – dieses »Ziehen« bis zum Hüftknochen in der Muskulatur. Oder in Begleitung beim Nordic Walking von langsameren Personen, dann komme ich bei der erhöhten Beanspruchung im Ballengang mit, weil ich langsamer werde. Sie merken, ich mache Ballengang als spürbares, effektives »Zwischendurch«.

Könnten Sie sich vorstellen, dass wir diese Gangart offiziell in die Ausbildung der Gruppe mit einbeziehen? Ich mache das für mich, was ich mich nicht getraue weiterzugeben, außer ich bekäme von einer kompetenten Person die Befugnis, einem Arzt oder Orthopäden.

Mit freundlichen Grüßen
Felix Postatny
Venentrainer und Kneipp-Lehrer
felix@postatny.de

Sehr geehrter Herr Biolek,

in Ihrer Sendung am 10. April 2001 hat Peter Greb den Ballengang propagiert. Wenn es auch zunächst sehr eigenwillig klingt, dass wir vermutlich einer falschen Gehschule unterzogen werden, so zeugen wohl viele Gelenk- und Rückenbeschwerden von dieser Fehlleitung. So klagte meine Frau z.B. beim Wandern, besonders beim Abwärtsgehen, über Gelenkbeschwerden. Daraufhin habe ich mit ihr das Ballengehen geübt, wodurch nicht die Gelenke, sondern die Muskeln und Sehnen belastet werden. Der Erfolg war eindeutig: keine Gelenkschmerzen mehr.

Diese Gehtechnik lernt man übrigens auch beim Turnen, das ich in meiner Jugend ziemlich intensiv betrieben habe, deshalb haben sich meine Meniskusbeschwerden auch durch Joggen verbessert, denn ich laufe fast nur auf dem Ballen. Das konnte ich an den Fußabdrücken am Strand feststellen.

Das Anliegen von Herrn Greb ist aus meiner Sicht kein exotisches, sondern ein sehr hilfreiches für viele Menschen, bekämen sie nur die richtige Gehschule.

Aber leider sind offensichtlich auch die Orthopäden nicht ganz auf der richtigen Linie, denn die Belastung von Muskeln und Sehnen beim Ballengang ist wesentlich schonender als die Belastung der Knochen und Gelenke durch den Fersengang.

Dietmar R.

Lieber Peter,

ich gehe erst seit ca. 2 Monaten auf GODO-Art und habe schon so schöne Erfahrungen damit gemacht. Ich bin 54 Jahre alt, und alle Muskeln beginnen sich wieder zu straffen. Meine Skoliose beginnt sich in Richtung »normal« zu verändern, und mein Rundrücken »glättet« sich.

Übrigens gehe ich manchmal barfuß (zu Hause), aber meistens in Birkenstock-Sandalen, mit drei Riemen; die sind, finde ich, ganz gut für GODO-Gang geeignet. Es gibt jetzt auch welche mit »Weichbettung«; vielleicht ist diese Information auch für andere interessant.

Alles Liebe für Sie
von *Marianne Z.*

Hallo,

danke für Deine Antwort auf meine E-Mail. Ich habe mir Deine Website angesehen und es war, als sei in mir eine Schleuse geöffnet worden. Ich dachte bis dahin, ich sei der Einzige, der sich mit dem Barfußgehen als Heilungsweg für uns selbst und den Planeten beschäftige. Du hast mir ein paar dringend benötigte Bestätigungen gegeben, und jetzt suche ich nach Deinem Buch. Es klingt so, als hättest Du eine Art Schule. Ich wäre sehr daran interessiert, mehr darüber zu erfahren.

Als ich damit anfing, meine nackten Füße wieder dem Wald zu öffnen, lernte ich auch, vom Ballen zur Ferse abzurollen. Während ich durch die Berge lief und kletterte, entwickelte ich in meinen Füßen eine Art des Greifens und eine zunehmende Wahrnehmung der Erde. Mir wurde klar, dass meine Nervenverbindungen unterbrochen waren.

Ich war schon immer an körperlicher Fitness interessiert und praktizierte Gewichtheben, Langstreckenlauf und andere Disziplinen. In meinen Vierzigern begann ich jedoch Probleme in den Füßen, den Knien und im Rücken zu bekommen. Ich fühlte mich auch der Natur sehr entfremdet. Ich wendete mich zunächst an die Schulmedizin, doch sie konnte mir nicht helfen. Eines Tages, als ich in meinen heimatlichen Bergen um Olympia trainierte, kam ich an einen klaren Teich. Ich legte meine Kleider ab und sah mein Spiegelbild im Wasser. Mein Körper war stark, muskulös, voller Kraft und Ausdauer. Als mein Blick jedoch zu meinen Füßen hinabwanderte, erkannte ich, dass meine Füße nicht dem entsprachen, wie mein Körper oberhalb der Knöchel aussah.

Mir ging ein Licht auf. Ich warf meine Schuhe weg und ging von da an immer barfuß. Es tat weh, doch ich wusste, dass es richtig war. Ich war auf diese kulturelle Idee hereingefallen, dass ich meine Füße vor der Erde schützen müsse. Ich kündigte meinen Job als Schwermechaniker und zog aus der Stadt zurück in den alten Wald, um zu lernen, meine Füße wieder wachsen zu lassen. Es gibt keinen besseren Ort, um das Wachsen zu lernen, als den alten Wald. Ich lernte, dass meine Füße vier Qualitäten brauchten – Bewegung, Ausdauer, Kraft und Gleichgewicht. Ich erforschte viele Möglichkeiten und ließ mich von dem alten Wald auf den Weg zu wahrem Gehen führen.

Unter anderem lernte ich bei der Entwicklung meines Gehens und Laufens, mir Steine in die Ohren zu stecken, damit ich das Pochen hören konnte, welches aus meinen Füßen aufstieg.

Dann lief ich mindestens zehn Kilometer über Pflaster, arbeitete an meiner Schrittart und lauschte auf die Schwingungen, die durch meinen Körper liefen. Ich lief, bis das Pochen aufhörte. Von da an begann ich, meine wahre Haltung wiederzufinden. Heute gebe ich das an viele Schüler weiter.

Mich fasziniert besonders, wie meine Wahrnehmung und mein Bewusstsein sich entwickeln. Mein enger Kontakt mit der Natur hat mir gezeigt, wie sehr unsere gewöhnliche Art des Gehens, die von der Ferse zum Ballen abrollt, uns von der Erde trennt und aus dem Gleichgewicht bringt.

Jetzt habe ich aber genug geschrieben. Ich freue mich darauf, mich mit Dir über dieses Thema auszutauschen. Ich arbeite zurzeit daran, ein Übungszentrum in den Bergen von Olympia zu eröffnen, welches sich mit dem Weg »Barfuß zurück zur Natur« beschäftigt, mit dem Weg zu unseren Sohlen und Seelen!

(Übersetzung vom Autor)

Mick, der Barfüßige, my brother in the wilderhood
Mick Dodge
barefootsensai@gmx.com

Happy GODO!

»Dem Hackengang, dem Hackengang,
dem sage ich den Kampf nun an.
Der Kluge geht am Vorderfuß,
damit er nicht so leiden muss.
Der Hackengang ist völlig out,

kein Mensch dir hinterher noch schaut.
Die Knochenkette schone nun,
lass Muskeln ihre Arbeit tun.
Dann geht's dir gut und bist ganz froh,
die Ballengänger machen's so!«

Michaela und Mario Reichmann

Lieber Dr. Greb,

ein Freund brachte mir Ihr Buch, was ich sogleich verschlang. Als ich das erste Mal diese Gangart (3 Minuten) ausprobierte, öffnete sich mein Herzchakra.

Da ich gerade ein Buch über das neue Zeitalter schreibe (»Das Regenbogenzeitalter«), habe ich ein Kapitel dem Ballengang gewidmet. Als ich es schrieb, geschah etwas Außerordentliches, denn alle sieben Chakren öffneten sich auf einmal, etwas, das ich so noch nicht erlebt hatte. Das zeigte mir, dass der Ballengang eines der oder das wichtigste Kapitel in dem Buch sein wird …

Außerdem habe ich ein Chakraöffnungsprogramm entwickelt, dessen erste Übung darin besteht, auf der Stelle im Ballengang zu gehen. Das ergibt einen guten Basenwert, was sich auf die Gesundheit auswirken wird. Ich habe mich immer gewundert, warum die Säuren sich ausgerechnet in den Füßen stauen (siehe auch meine beiden Bücher zum Säure-Basen-Gleichgewicht). Mit Deinem Buch gingen mir sozusagen die Augen auf, denn mit dem Ballengang tun die Säuren das nicht mehr, keine Raucherbeine mehr.

Sogar meinen Kindern gefällt der Gang; ob sie sich allerdings so konsequent umgewöhnen wie ich, wird sich zeigen. Der Ballengang ermöglicht durch seine Verschiebung des pH-Wertes ins Basische, mit allen anfallenden Säuren viel besser fertig zu werden, und somit auch mit Stress und anderen säurebildenden Faktoren.

Wie kam es also zum Hackengang? Ich glaube, in dem Moment, in dem der Mensch anfing, es eilig zu haben, und sich nicht mehr die Zeit nahm, auf jeden spitzen Stein zu achten, erfand er die Schuhe … und es gab ja auch Schlangen … Es gab wohl mehrere Faktoren, die eine Rolle spielten. Vielleicht war der Zeitpunkt, an dem wir anfingen, Fleisch zu essen, mit ausschlaggebend. Fleisch (und viele andere Dinge) bilden zu viele Säuren im Körper. (Anmerkung des Autors: Fische und andere Nahrungsmittel aus dem Meer, wie sie zu unserer Wasseraffenzeit, der Entstehungszeit des heutigen Menschen, auf dem Speiseplan standen, wirken im Verhältnis zum Fleisch geradezu neutral.) Fängt man an, den Körper durch Fasten und andere Maßnahmen zu reinigen, so stellt man irgendwann fest, dass man viel besser barfuß laufen kann. Eine generelle Umstellung erfordert eine Umstellung in der Denkweise.

Das Barfußgehen (Anmerkung des Autors: so wie das Ballengehen) ermöglicht uns, die Erdenergie … über unsere Fußchakren aufzunehmen. Der Fuß ist genau wie die Hand ein Spiegel des gesamten Körpers. Er besitzt dort sieben Minichakren, die angefangen in der Ferse (Wurzelchakra) in einer Linie verlaufen. Indem wir mit der Ferse auftreten, bekommt das Wurzelchakra einen Schock. (Auch hieraus entstehen viele Krankheiten.) Die Hauptbetonung liegt dadurch auf dem »Ich bin hier«, also auf der dritten Dimension, und nicht auf dem »Ich bin« (also auf unserem geistigen Aspekt, der auch in höheren Dimensionen präsent ist). Geht man nun im Ballengang, so wird der Aspekt »Ich bin« (Kronenchakra) mehr betont und fördert somit die geistige Entwicklung.

Liebe Grüße
Patrizia Pfister
papep@gmx.de

Fredrik Vahle

Vom Gehen

*D*ieser literarische Text meines Freundes Fredrik Vahle stand als Vorwort den ersten vier Auflagen dieses Buches voran, das unter dem Titel erschien »GODO – Mit dem Herzen gehen. Der Gang des neuen Menschen«:

Eine etwas seltsame Begegnung: Da stand ein langer Mensch mit einem langen Bart und redete von den Wasseraffen und von seiner eigenen großen Entdeckung, der verloren gegangenen natürlichen Gangart des Menschen, die es neu zu entdecken gelte und die er »GODO« nannte. Nein, was er lebhaft verkündete, hatte keineswegs einen langen Bart. Das kam frisch daher, und vor allen Dingen, es hatte Hand und Fuß. Besonders Fuß, es war, nachdem er die zu eng gewordene Praxis des Schulmediziners verlassen hatte, seine eigene Lebenspraxis geworden. Und das machte mich hellhörig. Außerdem hatte ich mich schon selbst mit dem Phänomen »Gehen« befasst, und so brauchte Peter Greb noch nicht einmal offene Türen bei mir einzurennen. Er konnte durch sie hindurchschreiten. Ich merkte aber auch schnell, dass nach der ersten euphorischen Einsichtsseligkeit ganze Berge von eingefleischten Konditionierungen sichtbar wurden, angesichts derer mir der Rückschritt in gewohnte und vertraute Gangarten verlockend und scheinbar naturgemäß erschien.

Dabei hatte meine Aufmerksamkeit für das Gehen schon eine etwas längere Geschichte. Das fing u.a. an mit meinem Habilitationsvortrag zum Thema »Sprachliche Kreativität«. Darin hatte ich mich mit der Bedeutung des Gehens für die Entstehung von Poesie beschäftigt. Hatte doch z.B. eine Autorin geäußert: »Meine Gedichte entstehen im Gehen. Mit den Füßen auf der Erde und mit den Wörtern im Kopf. Daraus ein Rhythmus und schließlich die sprachliche Form.« Oder ein anderer: »Ich denke liegend, komponiere im Gehen, schreibe stehend und schreibe sitzend ab.«

Eine Äußerung von Federico Garcia Lorca kam mir in den Sinn: »Die einen dichten, während sie ihrer Wege wandeln, die anderen dichten am Schreibtisch und betrachten dabei die Wege durch verbleite Fensterscheiben.«

Und von hier ist es nur ein kleiner Schritt zu einem gerade heute wieder bedeutsam gewordenen Gedanken von Nietzsche:

»So wenig als möglich sitzen, keinem Gedanken Glauben schenken, der nicht im Freien geboren ist und bei freier Bewegung, in dem nicht nur die Muskeln ein Fest feiern. Alle Vorurteile kommen aus den Eingeweiden. Das Sitzfleisch ist die Hauptsünde gegen den Heiligen Geist.«

Aus dieser Perspektive lässt sich auch die Geschichte der Philosophie mit anderen Augen sehen. Waren nicht die zentralen Gedanken der frühen griechischen Philosophie im Gehen bzw. in den Wandelhallen und -gängen entstanden? Gab es dann auch Perioden, in denen sich die Philosophie auf den Hintern setzte und die Welt durch verbleite Fensterscheiben betrachtete, z.B. die Scholastik? – Und dann lässt sich auch ein Blick auf die Religionsgeschichte werfen. Wurden die großen religiösen Entwürfe eines Buddha und eines Jesus nicht im Gehen konzipiert, als beide Wanderprediger waren und durch die Lande zogen bzw. auf dieser Erde wandelten? Ist das die Bewegung der Verwandlung? Freilich wurde das Leben Jesu dem Vernehmen nach frühzeitig beendet. Merkt man

das seinen Lehrreden verschiedentlich an? Und doch ist er das gro-
ße Vorbild, bezeichnenderweise so vieler Meditierender, geblieben.

Ich selber hatte mit der Sitzmeditation so meine Schwierigkeiten:
Schmerzen in den Beinen und stets wandernde Gedanken. Da
wurde ich vor einigen Jahren auf die Gehmeditation aufmerksam
gemacht:

»Um Frieden jedoch finden zu können, musst du dir jedes einzel-
nen Schrittes bewusst sein. Dein Schritt ist deine wichtigste Aktivi-
tät. Er entscheidet alles.«

Das sagt der buddhistische Lehrer Thich Nhat Hanh. Und das
heißt doch auch, dass sich die Art meines Gehens auch auf meine
Mitwelt auswirkt: Manchmal denke ich, dass unsere Art zu gehen,
zu stehen, zu sitzen und die Dinge zu betrachten, Auswirkungen
hat auf die Tier- und Pflanzenwelt. Wie viele Tier- und Pflanzen-
arten sind schon ausgestorben durch die Schäden, die wir unserem
Lebensraum zugefügt haben?

Das Leben des achtsamen Gehens war für mich ein neuer Zugang
zur Meditation, eingedenk jener Ahnung, dass meine Ahnen eher
von langbeinigen wandernden Jägern und Hirten abstammten,
die alle doch etwas Schwierigkeiten mit dem Lotussitz hatten, ihn
allerhöchstens als Schneidersitz kannten. Andererseits rückte für
mich mit dem achtsamen Gehen auch die motorisch-psychische
Seite des Gehens mehr in den Vordergrund: Wenn das Kind zum
Gehen herangereift ist, kommt mit der Körperbewegung auch die
Geistesbewegung, die Sprache. Um Gedankengänge zu denken,
müssen wir zuerst das Gehen lernen. Und das Gehen wiederum
erfordert gedankliche Impulse. Ein Wechselprozess also. Wir gehen
mit den Beinen und denken mit dem Kopf – das lässt sich in diesem
Kontext auch umkehren: Wir gehen mit unserem Kopf.

Das chinesische Schriftzeichen für »Mensch« symbolisiert einen Gehenden.

人	rén	Mensch
入	rù	hineingehen

Können wir heute noch achtsam gehen, oder müssen wir immer nur vorwärtskommen? Mit Energie und einem gewissen Trotz, so wie wir es eben gewohnt sind – und das zwingt uns in den Fersengang hinein bzw. lässt ihn als einzige Alternative erscheinen. Vielleicht stammt diese Gangart, die selbst bei den sogenannten »Naturvölkern« anzutreffen ist, von der ersten Landnahme des Menschen in der neolithischen Revolution her, als der Mensch Land als sein Eigentum nahm, prüfte, abschritt und es schließlich kannte. Wozu sollte er es denn noch wie der vorsichtig schleichende Jäger erspüren und erfühlen? Eigentum kennt man, und es braucht nicht immer wieder kennengelernt zu werden. Wohin das führt, wissen wir. Die Gegenbewegung dazu ist die alltägliche Achtsamkeit. Aber selbst Hugo Kükelhaus, der mit seinen Fußerlebnispfaden und seinen Gedanken über die schlimme Vernachlässigung des Fußes die Grenzen des Gewohnten in Richtung Verlebendigung unserer Organe und Sinne überschritten hatte, geht davon aus, dass »Gehen ein ständig aufgefangener Fall ist«. Das klingt nach Fersengängerperspektiven. Dabei kann absichtsloses, achtsames Gehen durchaus in die eigene Mitte führen, kann man in dieser Weise auf sich selbst eingehen. Und das ergibt ein eher fließendes Gleichgewicht.

Deutlich spürte ich dieses fließende Gleichgewicht, als ich einige Vorübungen zum Gehen nach der Feldenkraismethode praktizierte. Und es ließ sich zudem feststellen, dass ein solches bewegliches Gehen eine der Urformen des Tanzes darstellt. Ein wunderbares Erlebnis. Und so wie man bei allen Formen des Dynamischen,

161

beim Rückwärtsgehen, Übersetzen, Steigen, Schleichen, mit den Füßen tastend in den Ballengang geht bzw. übergehen muss, war es auch hier. Der Ballengang erschien als natürliche Fortbewegungsart. Und hierauf bezieht sich die große Entdeckung von Peter Greb, die doch eigentlich etwas Selbstverständliches artikuliert. Aber weder Kükelhaus noch Feldenkrais und selbst die meisten Formen der Gehmeditation samt den unterschiedlichen Arten des Gehens im Tai-Chi konnten an diesen Punkt gelangen. Und das ist gerade aufgrund ihrer Ansprüche, Beweglichkeit des ganzen Menschen zu erfassen, erstaunlich. Vielleicht ist die Zeit dafür gerade auch in all den genannten Bereichen jetzt reif geworden!

Der Fersengang ist also uralt und inzwischen auf der ganzen Erde verbreitet. Eben auch bei den Naturvölkern hat er Einzug gehalten, obwohl in der Praxis von Jägern und Sammlern, in Tanz-Ritualen und in anderen Tanzformen, zum Beispiel der Eurythmie, der fühlsame Ballengang weiterlebt. Aufgrund seiner Verbreitung und seines Alters erscheint der Fersengang den meisten Menschen als die einzige vernünftige Gangart. Aber vielleicht verhält es sich damit ähnlich wie mit dem Kochen, der die Molekularstruktur unserer Nahrungsmittel radikal verändernden Hitzebehandlung. Etwas, was wir seit Jahrtausenden als etwas ganz Natürliches empfinden, ist es vielleicht doch nicht so ganz. Die Büchse der Pandora, der ersten kochenden Hausfrau in der griechischen Sage, spricht eine deutliche Sprache. Inzwischen haben die lebenslangen Untersuchungen und Experimente von Guy-Claude Burger auch den wissenschaftlichen Beweis gebracht, dass es sich mit rohköstlichen, naturbelassenen Lebensmitteln sehr gut und sinnvoll leben lässt.

Nur, was sollen die anderen dazu sagen, die in ihrem Leben andere Schwerpunkte gesetzt haben bzw. auch setzen mussten? Achtsames Essen und achtsames Gehen allein sind noch keine Eintrittskarte ins Paradies, und noch nicht einmal in ein im Ganzen sinnvolles

Leben. Jeder hat da auf seinem Weg andere Erlebnisse und Ansatzpunkte – sei es im Bereich von Meditation, Tai-Chi, Yoga, Sport, Literatur, Kunst, Religion …, was auch immer dem Menschen auf den Weg zu sich selbst bzw. zu Gott verhilft. Und trotzdem stellen unsere Nahrungsaufnahme bzw. eine menschliche Elementarbewegung wie das Gehen Bereiche dar, die für uns im ganz allgemeinen Sinne als Menschen von zentraler Bedeutung sind. Wie leicht – von unserer Einsicht her – und wie schwer solche ersten Schritte werden können, wenn die soziale Mitwelt den Zeigefinger (noch nicht einmal den Knüppel) der Gewohnheit erhebt, das weiß jeder, der einmal eine andere Ernährungs- bzw. Gangart praktiziert hat.

Gerade angesichts dieser Probleme, aber auch der Großartigkeit seiner Entdeckung sind die Überlegungen von Peter Greb so wichtig. Sie wollen Mut machen und nicht überreden. Sie zeigen einen Weg, den man im buchstäblichen Sinne der Worte mit den eigenen Füßen gehen kann. Das kann Aufrichtung, Freude und Freisein bedeuten, und so etwas überträgt sich auf die Mitwelt.

Der buddhistische Lehrer Thich Nhat Hanh berichtete, dass ihn europäische Hunde ankläfften, als er achtsam und langsam ging. Ich selber habe im Wald beim langsamen, achtsamen Gehen beobachtet, dass Füchse und Hasen mich ganz nah herankommen ließen, mich anschauten und friedlich ihrer Wege gingen. So, als sei ich ein Mitwesen und kein potenziell gefährlicher Mensch.

Als der Mensch sich zum ersten Mal auf ein Pferd setzte, um nicht selber laufen zu müssen, hatte er Schwierigkeiten, oben zu bleiben. Als die ersten Pferdestärken von einem Automotor erbracht wurden, musste ein Diener mit weißer Fahne vorweglaufen, um die Fußgänger zu warnen. Die ersten Radfahrer wurden ausgelacht. Inzwischen hat der Mensch Fortbewegungsmittel erfunden, mit denen er schneller ist als der Schall. Und es lockt ihn, mit Licht-

geschwindigkeit ins Weltall zu fliegen. Die eigenen Füße blieben auf der Strecke, und der Mensch hat Schwierigkeiten, sich selbst zu verstehen. Ist also die Besinnung auf so etwas Elementares wie das einfache Gehen ein Rückschritt? Oder hat der Mensch durch die praktische Aufmerksamkeit für diese Bewegungsart wieder eine Möglichkeit, auf sich selbst einzugehen? Insbesondere für Männer ist diese Art eines neuen bzw. sehr, sehr alten Gehens ein fühlsamer und zugleich spielerischer Weg, um aus der Raubeinigkeit herauszukommen.

Vielleicht können wir wirklich und immer wieder mit sehr einfachen Dingen beginnen. Mit der Art, wie wir unsere Sinne gebrauchen, wie wir liegen, sitzen, stehen und … gehen. Dass so etwas geht, trotz aller Schwierigkeiten, ist für mich eine wunderbare Erfahrung. Und vielleicht können wir dann auf die Frage »Wie geht's?« wirklich mit Worten antworten, die von fröhlichen Füßen und einem offenen Herzen inspiriert sind: »Es geht gut. Und wie!«

In diesem Sinne wünsche ich dieser Schrift von Peter Greb ein gutes Ankommen in den Köpfen, Herzen und … Füßen möglichst vieler Menschen.

Fredrik Vahle, Salzböden, 12.9.1998
www.fedrikvahle.de

Fredrik Vahle ist Privatdozent an der Universität Gießen: Schwerpunkt Sprache und Bewegung und Kinderlieder

Schlusswort

Es gibt viele gute Wirkungen durch das GODO-Training, doch fühlen Sie selbst, ziehen Sie Ihre Schuhe und Strümpfe aus und erforschen Sie Ihre lebendigen Füße. Gehen Sie im Ballengang im Bewegungsrhythmus vom **Ruhen** zum **Wollen, Danken, Fühlen** und **Zur-Ruhe-Kommen.** Dabei treten Sie zuerst mit dem vorderen Fußballen auf und kommen langsam absenkend mit der Ferse zur Ruhe. Genießen Sie Ihre frei bewegte, Ihre dynamische Aufrichtung. Schreiten Sie mit neuem Gefühl durch den Raum und begreifen Sie das Wort »Geh-Fühl«! Mit den Zehen fühlen Sie ballengehend hinein in diese Öffnungsmöglichkeit Ihres sich entfaltenden Bindegewebskörpers.

Gehen Sie einfach ge(h)fühlt, mit »gelösten Fesseln« und richten Sie sich dabei fröhlich und weiter auf, als es der Hackengang bisher zugelassen hat. Vergessen Sie dabei nicht die achsengerechte Kippung des Beckens, die Ihre Lendenwirbelsäule von der alten hackengängerischen Hohlkreuzhaltung befreit. Beobachten Sie, wie das Ihren Atemraum vergrößert, der Atem im ganzen Körper fühlbar wird, und genießen Sie die Aufhellung Ihrer Stimmung.

Die Erde ist die Geliebte, die große Partnerin unserer Körper. Sie ist unsere Primärbeziehung, nachdem wir nun einmal geboren sind. Unser Verhältnis zu ihr bestimmen wir mit der Art, wie wir sie berühren. Wer einmal realisiert hat, dass und wie viel Bedeutung die Art der Gebärde enthält, mit der unser Fuß sich der Erde nähert, der wird beginnen, für jedes Detail an der Basis unserer Bewegung Verantwortung zu übernehmen. Anstatt gehend über die Ferse zu marschieren, werden wir mit gelöstem Fuß ge(h)fühlt, also über den Vorfuß ballenbetont schreiten. Mit der Zeit werden wir uns aus dem Gefängnis der starren Form des Hackenganges befreit haben.

Wir werden es zu wagen lernen, aus der Hackengänger-Konditionierung »auszuschleichen« und dabei hindurchzuschreiten durch jenes unsichtbare Tor, welches den Hackengänger von der Wahrnehmung der Welt als einem Paradies trennt.

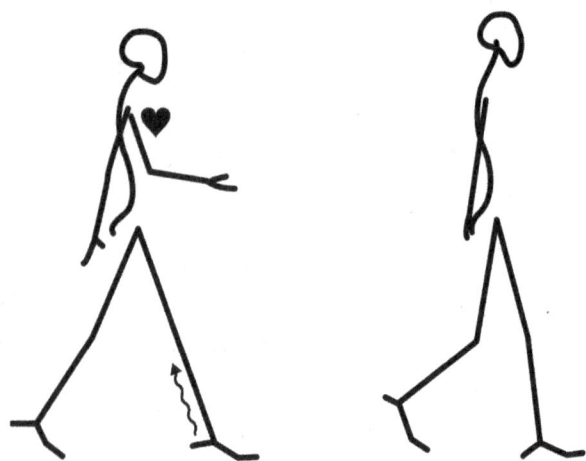

Hier endet vorerst unsere gemeinsame Reise. Jetzt sind Sie dran! Vergessen Sie nicht: »*Es gibt nichts Gutes, außer man tun es.*« (Erich Kästner)

Vielen Dank an alle Hackengänger, zu denen auch ich mich 38 Jahre meines Lebens zählte, denn ohne sie bzw. uns wäre diese Erfahrung nie gemacht und dieses Buch nie geschrieben worden.

Mit fröhlichen Füßen
und Happy GODO

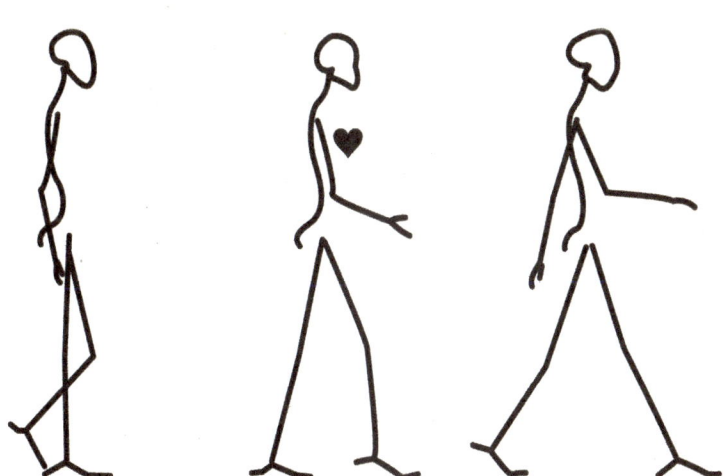

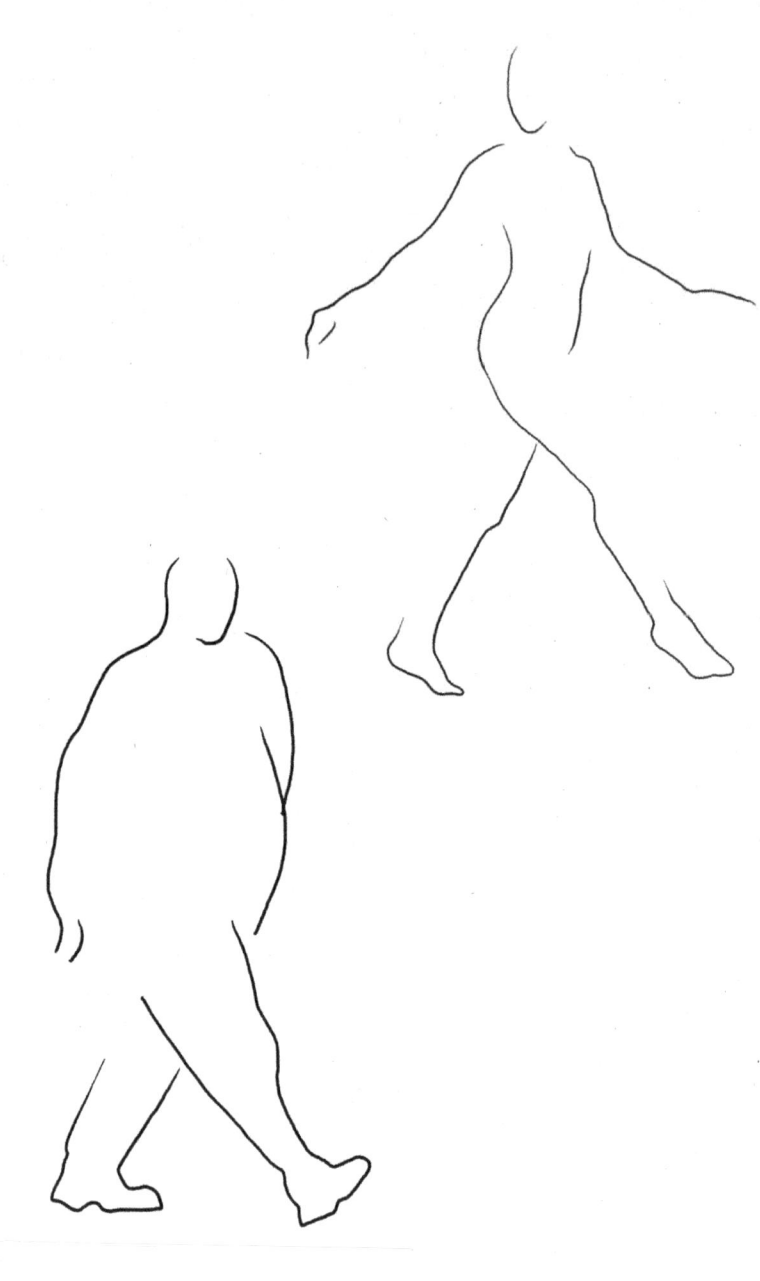

Die Ausbildung
zum GODOpäden

Die Ausbildung zum GODOpäden umfasst ein etwa 90-stündiges Curriculum mit ganzheitsmedizinischen Informationen und vielen einfachen Übungen, durch die die Teilnehmer befähigt werden, einen Selbstheilungsweg zu gehen und denselben an Menschen aller Altersstufen in entsprechenden Kursen oder Einzelsitzungen weiterzuvermitteln.

Das Curriculum besteht aus zwei Wochenendkursen und einem Intensivseminar von einer Woche, verteilt über den Zeitraum von 6 bis 12 Monaten. Ausgangspunkt der Stoffvermittlung ist die Analyse der »normalen« Gangart und ihrer Auswirkungen auf Körper, Geist und Seele.

Die durch den Ballengang (GODO) im Verhältnis zum Hackengang sich verändernden physiologischen Parameter in Kreislauf, Halteapparat, Bindegewebe und Nervensystem werden detailliert im holistischen Sinne erarbeitet. Dabei wird medizinisch, psychologisch, genetisch und morphologisch untermauert, ein Bogen gespannt von der Embryonalentwicklung über die Geburt (Land-/Wassergeburt) bis zur vollendeten Aufrichtung des Menschen.

GODO ist keine neue Theorie, keine Methode, sondern die Erinnerung an die Tatsache, dass wir genetisch angelegte Ballengänger und keine Hackengänger sind. Beim Ballengang setzen wir mit jedem Schritt die Ferse erst nach dem Vorfuß auf.

Themenkreise:

1. GODO, das gesunde Gehen und neue Erkenntnisse zu Krankheitsentstehung und Symptomatik.
2. Neue Erkenntnisse zur Embryonalentwicklung und zum perinatalen Geschehen, Möglichkeiten der pränatalen Therapie nach Robert St. John.
3. Evolution des Gehirns, Zusammenhänge zwischen Gang- und Sprachentwicklung und die Bedeutung des Reptilien-/Stammhirns.
4. Ich-Psychologie und Entstehung von Ego und Über-Ich. Was ist das Selbst?
5. Der Kreislauf als unser Emotionalkörper.
6. Wollen, Denken, Fühlen – die Seelentaten bei Platon, Steiner und GODO.
7. In einem umfangreichen Übungsteil lernen die Teilnehmer ein ergonomisch ideales Gang- und Bewegungsverhalten kennen. Der Wert dieser Erfahrungen wird derart erlebbar gemacht, dass die präventive/therapeutische Anwendung in den verschiedensten Bereichen eingesetzt werden kann. Ein angenehmer Beitrag dazu kann das GODO-Wasser-Yoga sein, das geführte Bewegtwerden im Wasser, das AQUA-GODO (eine Ausbildungsergänzung siehe: www.aqua-godo.de).

Ziele: Die Teilnehmenden werden befähigt, einen Selbstheilungsweg zu beschreiten und die dabei gewonnenen Erkenntnisse an Menschen aller Altersgruppen in entsprechenden Kursen oder in Einzelsitzungen zu vermitteln. Sie sind keine Therapeuten. Die Teilnehmenden verfügen über ein Grundwissen an Assoziationsfeldern derart, dass sie zur vertiefenden Forschung zum Thema »Gesundes Gehen« angeregt sind.

Zielgruppen: Grundsätzlich ist jede/r geeignet, denn Vorkenntnisse sind nicht erforderlich. Besonders angesprochen werden jedoch Mitarbeiter/-innen aus pädagogischen, medizinischen und sozialen Bereichen.

Institut für angewandte Humanmorphologie
GODO-Gangschule

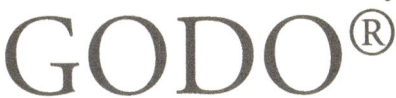

GODO®

Infos und Organisation der Ausbildung:

Dr. med. Hans-Peter Greb
Beselerallee 46, 24105 Kiel
Tel.: 0431 / 800 15 01
www.godo-vision.de
www.godo-impuls.de
petergreb@godo-vision.de

Paul Behrendt
Seestraße 9, 83209 Prien am Chiemsee
Tel.: 0157 / 897 318 46
www.aqua-godo.de
behrendtpaul50@googlemail.com

Ellen Schernikau
GODOpädin
Bernhard-Kellermann-Str. 34, 39120 Magdeburg
Tel.: 0391 / 61 79 81

Und weitere 50 GODOpäden, deren Adressen auf der GODO-Website zu finden sind.

Danksagung

Ich bedanke mich bei meinem Freund und Verleger Konrad Halbig und seiner Frau Karin Schnellbach sowie allen Helfern, Mitarbeitern und Mitdenkern für ihre unermüdliche Unterstützung. Ganz besonders danke ich wieder einmal den Frauen, und da speziell meiner wunderbaren Mutter Ursula Reitz, verw. Greb, meiner spirituellen Führerin Rotraut Mellin für ihr geduldiges Zuhören und ihren hilfreichen Rat sowie Ellen Schernikau und Ute Boeters, die mich auch in den stürmischen Phasen meines Lebens stets unterstützen.

Ein klein wenig bin ich auch stolz auf mich selber, weil ich dem medizinischen Dogma »Anständig abrollen« entrinnen konnte, in das ich – wie jeder Mensch – durch Erziehung, falsche Vorbilder und zusätzlich durch meine medizinische Ausbildung hineingedrängt wurde. Hätte – so habe ich mich lange zweifelnd gefragt – nicht jeder Mediziner längst darauf kommen müssen?! Bedenken Sie nur, wie stark solch ein ganzkörperübergreifendes Bewegungsmuster wie der imitierte Fersengang unsere Körperintelligenz und unsere Geister bannen kann! Da darf man sich wohl auch selber etwas dankbar sein.

Literaturverzeichnis

Alt, Franz: Jesus – der erste neue Mann

Ayres, Dr. A. Jean: Bausteine der kindlichen Entwicklung

Berendt, Joachim-Ernst: Das Dritte Ohr
    –: Nada Brahma – Die Welt ist Klang

Carroll, Lee / Tober, Jan: Die Indigo-Kinder

Castaneda, Carlos: Die Reise nach Ixtlan

Darwin, Charles: Die Entstehung der Arten

Dederich, Markus: In den Ordnungen des Leibes –
    Zur Anthropologie und Pädagogik von Hugo Kükelhaus

Enning, Cornelia: Erlebnis Wassergeburt

Estés, Clarissa Pinkola: Die Wolfsfrau –
    Die Kraft der weiblichen Urinstinkte

Grof, Stanislav: Geburt, Tod und Transzendenz
    –: Topographie des Unbewußten
    –: Kosmos und Psyche

Hagena, Christian: Grundlagen der Terlusollogie

Hellinger, Bert: Ordnungen der Liebe

Horx, Matthias: Das Megatrend-Prinzip

Hüther, Gerald: Begeisterung (http://www.gerald-huether.de/
    populaer/veroeffentlichungen-von-gerald-huether/texte/
    begeisterung-gerald-huether/index.php)

Jung, C.G.: Das C.G. Jung-Lesebuch

Kuby, Clemens: Heilung – Das Wunder in uns
  –: Unterwegs in die nächste Dimension

Leary, Timothy: Was will die Frau?

Leboyer, Frederic: Geburt ohne Gewalt

Liedloff, Jean: Auf der Suche nach dem verlorenen Glück

Long, Barry: Nur die Angst stirbt
  –: To Woman in Love

McDougall, Christopher: Born to Run

Morgan, Elaine: Kinder des Ozeans
  –: The Descent of Woman

Myers, Thomas W.: Anatomy Trains –
  Myofasziale Leitbahnen

Nijinski, Waslaw: Ich bin ein Philosoph, der fühlt

Odent, Michel / Johnson, Jessica: Wir alle sind Kinder
  des Wassers

Orr, Leonard / Halbig, Konrad: Das Rebirthingbuch –
  Die Kunst des Atmens

Roth, Gabrielle: Das befreite Herz

Saint John, Robert: Metamorphose –
  Die pränatale Therapie

Schernikau, Ronald M.: Die Tage in L.

Sidenbladh, Erik: Wasserbabys

Sonnenschmidt, Rosina: Das Praxisbuch der solaren und
    lunaren Atemenergetik
    –: Das große Praxisbuch der englischen Psychometrie

Steiner, Rudolf: Die Philosophie der Freiheit
    –: Eurythmie – Die neue Bewegungskunst der Gegenwart

Thich Nhat Hanh: Ich pflanze ein Lächeln –
    Der Weg der Achtsamkeit

Tomatis, Alfred: Der Klang des Lebens
    –: Der Klang des Universums
    –: Klangwelt Mutterleib
    –: Das Ohr – die Pforte zum Schulerfolg
    –: Das Ohr und das Leben

Voss, Jutta: Das Schwarzmond-Tabu

Wild, Rebeca: Erziehung zum Sein
    –: Sein zum Erziehen

Wilk, Erich: Typenlehre – Magnetismus, Charakter
    und Gesundheit

Handarbeit aus filzfreier Strumpfwolle

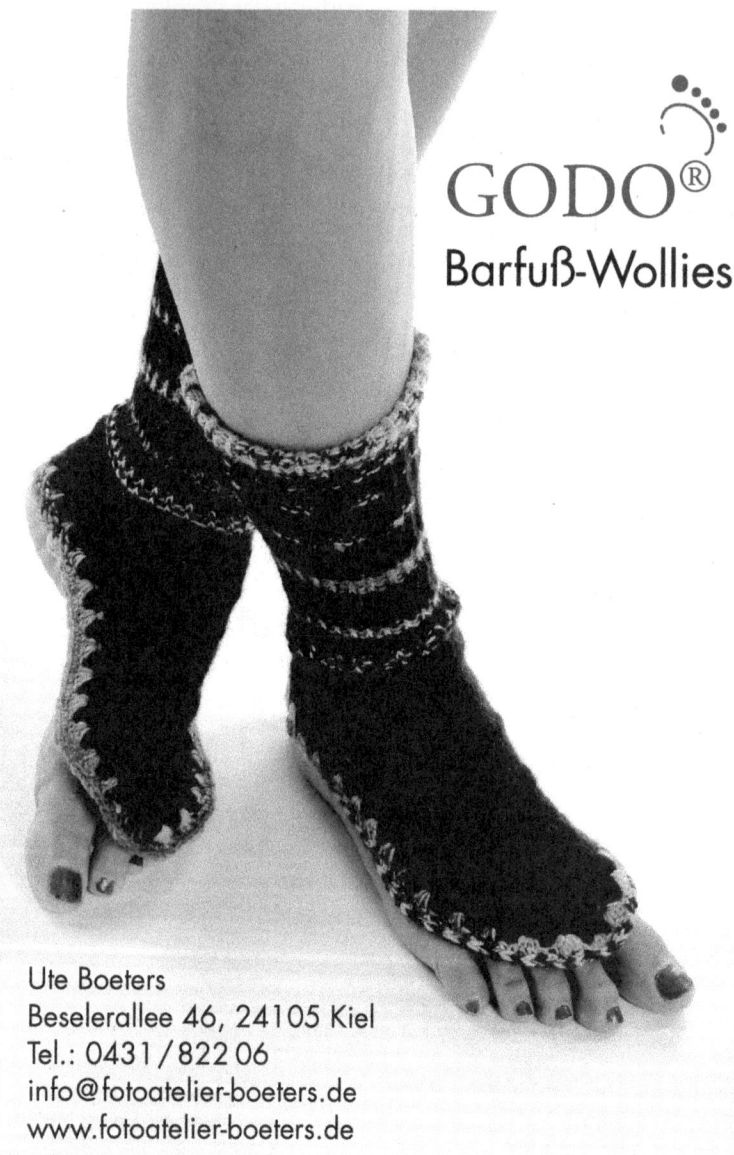

GODO®

Barfuß-Wollies

Ute Boeters
Beselerallee 46, 24105 Kiel
Tel.: 0431 / 822 06
info@fotoatelier-boeters.de
www.fotoatelier-boeters.de

www.godo-impuls.de